Zur Lage der plastischen Chirurgie

Hefte zur Unfallheilkunde

Beihefte zur Monatsschrift für Unfallheilkunde, Versicherungs-, Versorgungs- und Verkehrsmedizin

Herausgegeben von Professor Dr. Dr. h. c. H. Bürkle de la Camp

— 109 —

Ursula Schmidt-Tintemann

Zur Lage der plastischen Chirurgie

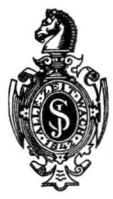

Springer-Verlag   Berlin · Heidelberg · New York   1972

Hefte zur Unfallheilkunde

Herausgegeben von Professor Dr. Dr. h. c. Bürkle de la Camp
7801 Dottingen über Freiburg i. Br.

Autor dieses Heftes:
Privatdozent Dr. Ursula Schmidt-Tintemann
Leitende Ärztin der Abteilung für plastische und Wiederherstellungschirurgie,
Chirurgische Klinik und Poliklinik rechts der Isar, München 80

Mit 15 Abbildungen

ISBN-13:978-3-540-05655-3   e-ISBN-13:978-3-642-80659-9
DOI: 10.1007/978-3-642-80659-9

Das Werk ist urheberrechtlich geschützt. Die dadurch begründeten Rechte, insbesondere die der Übersetzung, des Nachdruckes, der Entnahme von Abbildungen, der Funksendung, der Wiedergabe auf photomechanischem oder ähnlichem Wege und der Speicherung in Datenverarbeitungsanlagen bleiben, auch bei nur auszugsweiser Verwertung, vorbehalten. Bei Vervielfältigungen für gewerbliche Zwecke ist gemäß § 54 UrhG eine Vergütung an den Verlag zu zahlen, deren Höhe mit dem Verlag zu vereinbaren ist

© by Springer-Verlag Berlin · Heidelberg 1972
Softcover reprint of the hardcover 1st edition 1972
Library of Congress Catalog Card Number: 74—178 760

Die Wiedergabe von Gebrauchsnamen, Handelsnamen, Warenbezeichnungen usw. in diesem Buch berechtigt auch ohne besondere Kennzeichnung nicht zu der Annahme, daß solche Namen im Sinne der Warenzeichen- und Markenschutz-Gesetzgebung als frei zu betrachten wären und daher von jedermann benutzt werden dürften

Vorwort

Kaum etwas, das man ihr nicht nachsagt. Vieles, was man sich von ihr erhofft: Plastische Chirurgie. Selbst Kronzeugen, die sie betreiben und weiterentwickeln, einigen sich nur zögernd und im Detail auf eine gemeinsame Aussage. Es ist riskant, die Möglichkeiten und Grenzen der Plastischen Chirurgie abzustecken. Es hat Tücken, als Chirurg die Sektion einer chirurgischen Sparte zu wagen — vor allem dann, wenn man einen solchen Versuch nicht nur für den Kreis der Kollegen, sondern auch für den potentiellen Patienten macht.

Allzulange haben wir plastische Chirurgen uns mit einer Vielfalt von Definitionen unseres Faches abgefunden. Wir wußten ja, wovon die Rede war, und daß man dem medizinischen Laien unsere Chirurgie so schwer erklären konnte, lag eben an ihrer Kompliziertheit. Diese Haltung war nicht nur verständlich, sondern auch bequem. Das ist der Grund, weshalb beinahe jeder Ansatz zur Klärung argwöhnisch verfolgt und als unerlaubte Attacke gegen ein kollektives Einverständnis der Unklarheit gewertet wird. Daß man die Plastische Chirurgie dem Patienten so schwer beschreiben kann, ist schon arg genug. Aber auch uns plastischen Chirurgen hat das Gegeneinander von ärztlichen Einsichten, von fragwürdigen Affekten, von handwerklicher Technik und von ökonomischen Standesinteressen oft die wesentlichen Züge unseres Faches verschleiert. Man muß es sich eingestehen: Die Diskussion der Plastischen Chirurgie ist in den letzten Jahrzehnten zu einer Geschichte der Mißverständnisse geworden. Trotzdem oder gerade deswegen ist heute die plastisch-chirurgische Behandlung mehr im Gespräch und im Gerede als viele andere chirurgische Disziplinen. Falsche Informationen werden durch magische Vorstellungen ergänzt. Populäre Erklärungen maskieren diese Chirurgie als Konsumgut. Übertriebene Hoffnungen werden nicht erfüllt.

Der Grund für das große allgemeine Interesse an der Plastischen Chirurgie liegt nicht allein in der Häufigkeit der ärztlichen Indikation. Etwas anderes kommt hinzu. Die Plastische Chirurgie befaßt sich mit Körperregionen, die jedem bekannt sind. Das „Feld" der Plastischen Chirurgie ist die Körperoberfläche. Wann ein plastisch-chirurgischer Eingriff notwendig ist, glaubt jeder zu erkennen. Und scheinbar kann jeder ebensoleicht das operative Resultat beurteilen. Das ist ein schwerwiegender Unterschied zu anderen chirurgischen Fachrichtungen und ein Grund mehr, mit dem Nichtarzt ein Fachgespräch zu führen. Woher soll der Laie wissen, daß es allein mit der Beurteilung von äußerer Form und Funktion nicht sein Bewenden hat? Jeder kann sich vorstellen, daß die Bewertung der eigenen Erscheinung auch mit seiner psychischen Lage zusammenhängt, in der man sich befindet, und daß jede operative Veränderung der äußeren Erscheinung seelische Rückwirkungen haben kann. Aber die Kompliziertheit dieser Wechselwirkungen zwischen Erscheinungsbild und Psyche wird meistens unterschätzt. Eine modische Beschäftigung mit Begriffen aus der Psychologie hat eine breite Öffentlichkeit davon überzeugt, daß psychische Vorgänge leicht durchschaubar und im wesentlichen eine Frage der Terminologie wären. So wird die Plastische Chirurgie für den Uneingeweihten zu einer ärztlichen Hantierung, die im körperlichen Bereich übersichtlich ist und die sich im Bereich der Psyche auf vermeintlich Wohlbekanntes erstreckt. Eine bestimmte Sorte populärwissenschaftlicher Aufklärung hat es verstanden, die eigentlichen Probleme zu unterschlagen. Man könnte leichter darüber hinwegsehen, wenn die medizinische Fachpresse daran völlig unbeteiligt wäre. Das ist aber nicht der Fall.

Weil das so ist, gerät die Plastische Chirurgie immer mehr in Gefahr, zu einer ärztlichen Dienstleistung zu werden, den Charakter einer Ware anzunehmen. Läßt man das sogenannte professionelle Standesethos einmal außer acht, so wäre eine Ernüchterung ohne Verlust der Verantwortung zunächst noch kein Unglück. Aber es wird problematisch, wenn eine chirurgische Technik wie ein Genußmittel angepriesen und verkauft wird, ohne danach zu fragen, ob denn das Bedürfnis des „Kunden" auch wirklich so befriedigt wird, daß er keinen Schaden nimmt. Wenn die Vielfalt der unterschiedlichen Auffassungen unter den plastischen Chirurgen Ausdruck dieser Verantwortung ist, dann hat die Plastische Chirurgie eine Chance, in allen ihren Teilgebieten ärztliches Handeln zu bleiben. Deshalb darf man auch nicht zögern, bei der Beschreibung und der Definition der Plastischen Chirurgie sich dem Konflikt der Meinungen auszusetzen. Ich werde versuchen, mich dem Nichtmediziner verständlich zu machen, ohne die durch akademische Formulierungen verwöhnten Kollegen allzusehr zu irritieren. Vom Mediziner muß ich daher etwas Geduld verlangen, vom Laien Aufmerksamkeit.

München, im Dezember 1971   U. Schmidt-Tintemann

Inhaltsübersicht

	Seite
Motive der plastischen Chirurgie	1
Äußere Erscheinung und operativer Eingriff	2
Struktur der plastischen Chirurgie	5
Kriterien der Entscheidung	9
Vorurteile und Vulgärterminologie	10
Die goldene Nase des Justinian	13
Praktiker im Mittelalter	16
Die Brancas	16
Heinrich von Pfohlspeundt	18
Gaspare Tagliacozzi	20
Wiederentdeckung der Plastischen Chirurgie	28
Carl Ferdinand von Graefe	28
Johann Friedrich Dieffenbach	31
Carl Zeis	33
John Peter Mettauer	35
Dispens im Krieg	36
Vorurteile und Einsicht	39
Neue Denkansätze	40
Neuer Aberglaube	40
Das sogenannte Natürliche	44
Fehleinschätzung des lädierten Äußeren	45
Arzt oder Falschmünzer	46
Religiöse Vorschriften	48
Plastische Chirurgie und Gesetz	50
Das Urteil der Öffentlichkeit	59
Faktoren der Körpervorstellung	61
Plastisch-chirurgische Patienten-Typen	65
Psychologische Implikationen bei anaplastischen Eingriffen	70
Beispiel: Brustkorrektur	70
Beispiel: Nasenkorrektur	73
Beispiel: Gesichtsspannung	77

Inhaltsübersicht

Seite

Beobachtungen an untypischen Patienten 79
    Jugendliche Patienten 79
    Minimalkorrekturen an männlichen Patienten 80
    Eingriffe an Häftlingen 80
    Operationssüchtige 85
    Fazit 87
Plastische Chirurgie:
Konsumware oder ärztliche Leistung 88
Literatur 90

Motive der plastischen Chirurgie

Eine plastische, also formende Chirurgie, hat mit dem Bild zu tun, das sich der Einzelne von seinem Äußeren macht oder das er anderen vermittelt. Sie bemüht sich um die der Chirurgie zugänglichen Voraussetzungen der persönlichen Erscheinung. Dazu gehören Körperform und ganz bestimmte Körperfunktionen. Vereinfacht läßt sich sagen, daß es der Plastischen Chirurgie vor allem um die sichtbare Körperform und den sichtbaren Ablauf der Bewegung geht.

Tatsächlich ist für die persönliche Erscheinung nicht nur der optische Eindruck relevant, den die äußere Körperform vermittelt, sondern auch der optische Eindruck, den eine Bewegungsfunktion macht. Jeder weiß, daß zum Beispiel der Gesichtsausdruck nicht allein von der morphologischen Proportion, sondern auch ganz erheblich von der funktionellen Freiheit der Mimik bestimmt wird. Seit es Literatur gibt, werden — wenn auch zu Unrecht — körperliche Erscheinung und Bewegung als charakterliche Kennzeichen gewertet. Der Böse hat nicht nur eine große Nase, eine niedrige Stirn und einen schmallippigen Mund, sondern er hinkt auch, er hat eine geduckte Haltung, an seiner Hand fehlen Finger. Es wäre zu großer Optimismus, wenn man glauben wollte, daß diese Vorurteile heute ganz überwunden wären. Selbst gut getarnt, sind sie auch jetzt noch eine soziale Realität. Die Erklärung der Plastischen Chirurgie wird aber noch schwieriger, wenn man gleich zu Beginn eingesteht, daß es dieser Chirurgie gar nicht allein um die Wiederherstellung und die Intaktheit der sichtbaren Form und Funktion geht, daß sie sich nicht nur um die „Gesundheit" in dem Sinne, in dem dieser Begriff seit Beginn chirurgischer Tätigkeit verstanden wurde, bemüht. Die Plastische Chirurgie will den Patienten nicht bloß mit einer körperlichen Fitneß ausstatten, die ihn zur sozialen und beruflichen Konkurrenz befähigt. Diese Chirurgie muß zugeben, daß sie bereit ist, ein Werkzeug zu sein, das dem „Patienten" dabei helfen soll, seine Ausdrucksfähigkeit als Individuum zu vergrößern oder diese Ausdrucksfähigkeit mit seiner psychologischen Struktur zu integrieren. Ziel der Behandlung sind also nicht nur ungestörte Lebens- und Arbeitsfähigkeit, sondern auch ein störungsfreier Kontakt zu den Mitmenschen und eine konfliktlose Selbsteinschätzung, mit einem Wort: Wohlbefinden. Wir werden später sehen, daß gerade diese Tatsache mit einer Reihe von schönfärberischen Argumenten immer wieder kaschiert oder wegdiskutiert worden ist, ganz so, als müßte derjenige Arzt ein schlechtes Gewissen haben, dem über die Beseitigung eines pathologischen Zustands hinaus auch noch das Wohlbefinden seines Patienten am Herzen liegt.

Der plastisch-chirurgische Eingriff versucht also neben einer Wiederherstellung oder einer Verbesserung im Bereich der Körperform und -funktion eine Verbesserung der subjektiven Situation des Patienten. Dies gilt sogar in Bereichen, für die auf den ersten Blick die in der Chirurgie überkommenen Kriterien „krank/gesund" noch zu gelten scheinen.

Äußere Erscheinung und operativer Eingriff

Die äußere Erscheinung ist eine Funktion, die von mehreren Koordinaten bestimmt wird: Selbsterfahrung, vergleichende Kontrolle, Widerspiegelung in der Reaktion anderer, berufliche Anforderungen, gesellschaftliche Vorurteile. Im Idealfall stimmen die fremden Reaktionen auf die eigene Erscheinung mit den Erwartungen überein, und zwar in einer Weise, in der sie konfliktfrei akzeptiert werden können. Lassen sich aber die eigenen Vorstellungen nicht mit der Realität in Einklang bringen, verletzen die Reaktionen anderer das Selbstwertgefühl, sind berufliche und soziale Nachteile, mehr oder weniger glaubwürdig, aus faktischen Störungen der äußeren Erscheinung abzuleiten, dann kommt es zu einem oft dramatischen Konflikt. In diesem Spannungsfeld liegen die meisten Aufgaben der Plastischen Chirurgie.

Eine Chirurgie, die sich auf den sichtbaren Teil des Organismus bezieht, muß — wie jede spezielle Chirurgie — eine eigene Technik entwickeln (Abb. 1a—h). Paul Wilflingseder, der 1967 den ersten Lehrstuhl deutscher Sprache für Plastische Chirurgie in Innsbruck erhielt, sagt: ,,Die Plastische Chirurgie ist im Wesen dadurch charakterisiert, daß sie bei komplexen konstruktiven und rekonstruktiven Aufgaben neben speziellem Wissen, Können und Erfahrung auch die Fähigkeit der Konzeption des Endergebnisses vor der mehrstufigen handwerklichen Ausführung in besonderem Maße erfordert. Die Regeln für plastische Eingriffe sind allgemeine chirurgische Grundsätze, deren Nichtbeachtung, zum Unterschied von der Chirurgie der internen Pathologie, in der Chirurgie der externen Pathologie sofort für jedermann offensichtlich wird."

Kennzeichnend für die Plastische Chirurgie sind:
1. Verpflanzung, Verlagerung und Einpflanzung von Haut, Sehnen, Nerven, Knorpel, Knochen, Fett und Kunststoffen zur Wiederherstellung oder zum Aufbau von Form und Funktion. Es kann sich dementsprechend um Autoplastik, Homoplastik, Heteroplastik und Alloplastik handeln.
2. Unauffällige Schnittführung, spannungsfreier Wundverschluß und schonende Nahttechnik.

Die in der Plastischen Chirurgie entwickelte Technik wird natürlich auch auf anderen speziellen chirurgischen Gebieten angewendet, wo sie nichts mehr mit der äußeren Erscheinung zu tun hat, sondern aus anderen Gründen bevorzugt wird.

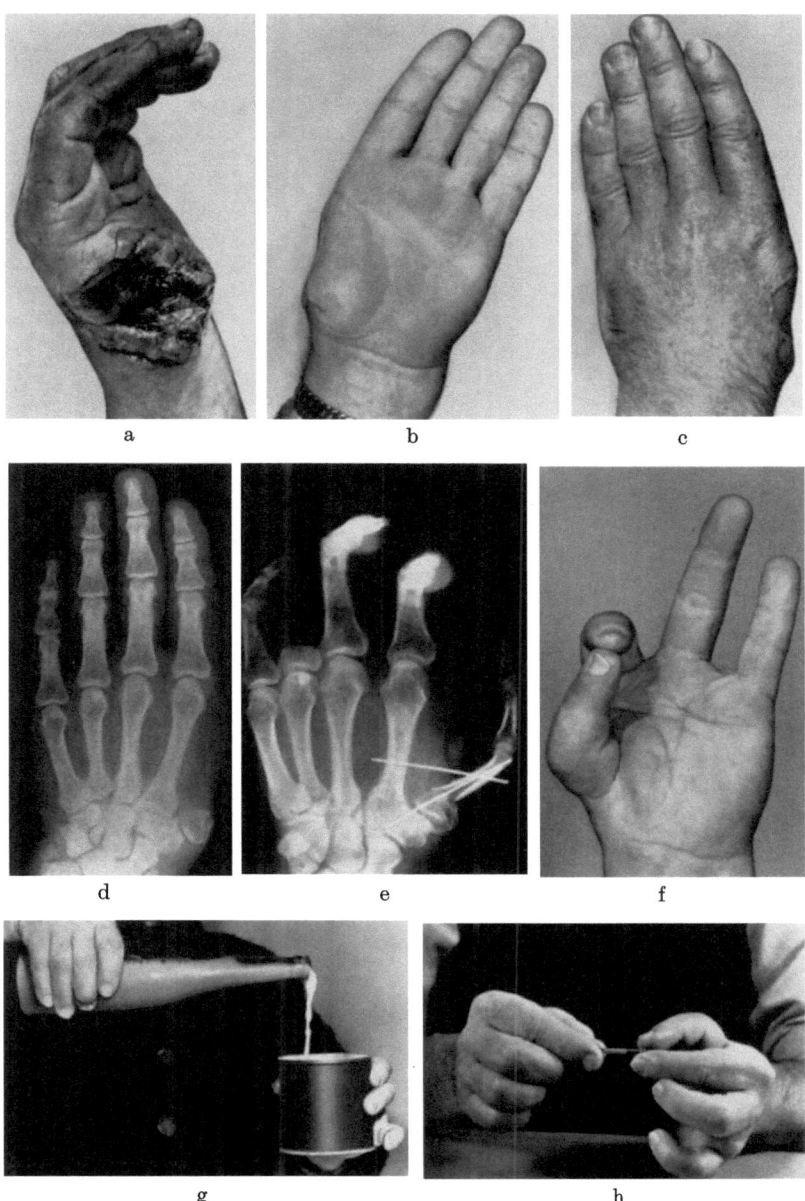

Abb. 1a—h. Ersatz des linken Daumens bei einem 45jährigen Mechaniker nach einer traumatischen Amputation. a Unfallbefund, b u. c Zustand nach Wundschluß durch Spalthautplastik, d und e Rö.-Aufnahmen i.op.: Umsetzen des 4. Fingers auf das Sattelgelenk des Daumens unter sorgfältiger Präparation von Haut, Sehnen, Knochen, Gefäßen, Nerven, f 12 Wochen nach der Transposition, g Grobgriff und h Feingriff ergeben eine voll funktionsfähige linke Hand

Es gibt also auch plastisch-chirurgische Eingriffe, die allein in bezug auf die operative Durchführung zu diesem Fachgebiet gehören. Aber ihre operationstechnische Identität reicht nicht aus, um die ganze Plastische Chirurgie damit zu kennzeichnen. Deshalb mißlingt jeder Versuch, diese Chirurgie entweder von der Operationstechnik her oder von der Körperregion her zu definieren. Man muß nach anderen gemeinsamen Größen suchen, die, wenn auch noch so rudimentär, jeden plastisch-chirurgischen Eingriff kennzeichnen. Eine dieser Größen ist das körperpsychologische Moment bei Indikationsstellung und Behandlung. Für die Allgemeinchirurgie wäre diese Betrachtungsweise möglicherweise wünschenswert, notwendig ist sie aber nicht in allen Fällen. In der Plastischen Chirurgie wird der Patient in seiner organischen und zugleich auch in seiner sozialen und psychischen Lage gesehen, sozialpsychologische Faktoren sind hier immer eine Voraussetzung der Indikationsstellung und oft bestimmend für die Behandlung.

Struktur der plastischen Chirurgie

Innerhalb der Plastischen Chirurgie gibt es drei wesentliche Richtungen:

1. Die *rekonstruktive* plastische Chirurgie, die sich mit der Wiederherstellung der durch Krankheit oder Verletzung entstandenen Defekte von sichtbarer Körperform oder -funktion befaßt.

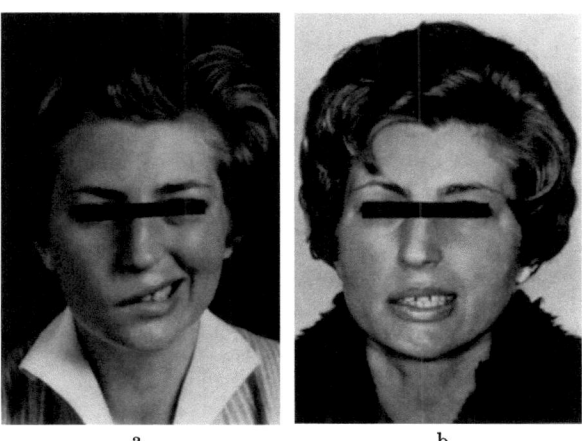

Abb. 2a u. b. Rekonstruktive plastische Chirurgie. a Facialisparese nach Acusticusneurinom-Radikal-Operation, b Zustand nach Rekonstruktion durch Nerventransplantation, 3 Jahre p.op.

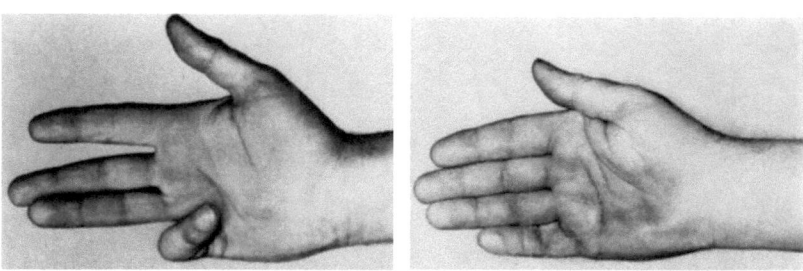

Abb. 3. a Dupuytrensche Kontraktur 3. Grades am 5. Finger rechts, b Zustand nach Operation, 1 Jahr p. op.

Beispiele sind die operative Behandlung einer Gesichtslähmung, die chirurgische Beseitigung einer Dupuytrenschen Kontraktur, die Korrektur von Narbenbildungen nach Verbrennungen, die Wiederherstellung nach radikalen Krebsoperationen (Abb. 2—4).

2. Die *konstruktive* plastische Chirurgie, die von Geburt an vorhandene Mängel der sichtbaren Form und Funktion beseitigen will.

Typisch sind die operative Behandlung von Lippen-Kiefer-Gaumen-Spalten, die Beseitigung von Mißbildungen im Urogenitalbereich, Gynäkomastien, Aplasien der Brust (Abb. 5).

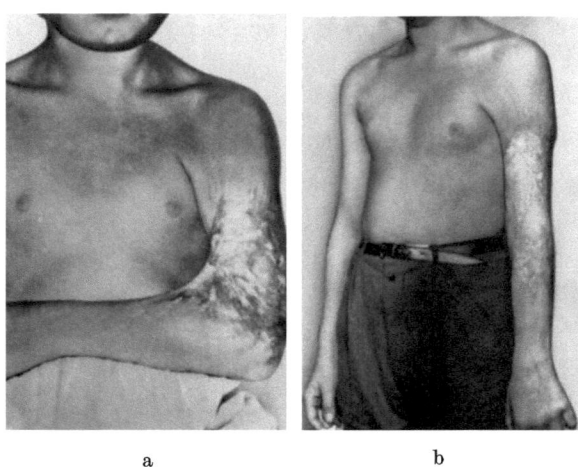

a b

Abb. 4. a Kontrakte Narbe nach Verbrennung am linken Arm, Streckunfähigkeit im linken Ellenbogen, b Zustand nach Z-Plastik und Spalthauttransplantation. Linker Ellenbogen ist frei beweglich

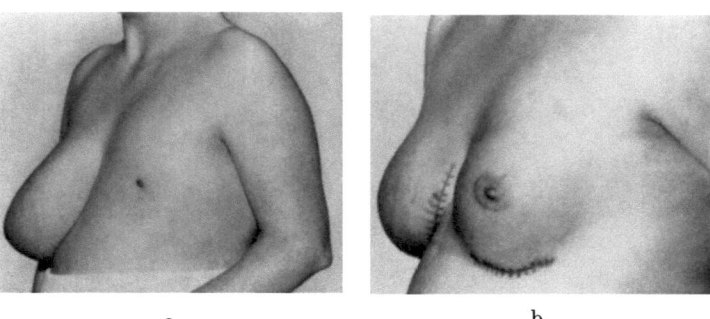

a b

Abb. 5a u. b. Konstruktive plastische Chirurgie. a Aplasie der linken Mamma bei einem 24jährigen Mädchen, b Zustand nach Reduktion der rechten Mamma, Aufbau der linken Mamma und Mamillenvergrößerung

3. Die *anaplastische* Chirurgie, die sich primär um eine Verbesserung der äußeren Erscheinung bemüht und dabei subjektive psychische Voraussetzungen mit einbezieht. Ihr Anwendungsgebiet ist der organisch „gesunde" Patient.

Dazu gehören Nasenkorrekturen, Brustvergrößerungen oder die Beseitigung von altersbedingten Mängeln der äußeren Erscheinung (Abb. 6, 7).

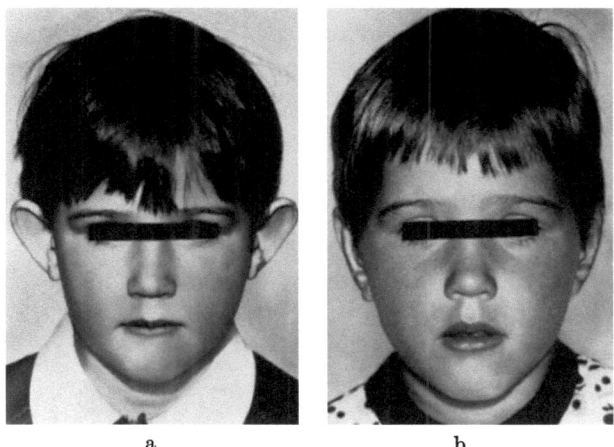

Abb. 6a u. b. Anaplastische Chirurgie. a Abstehende Ohrmuscheln beiderseits, b Zustand nach operativer Korrektur

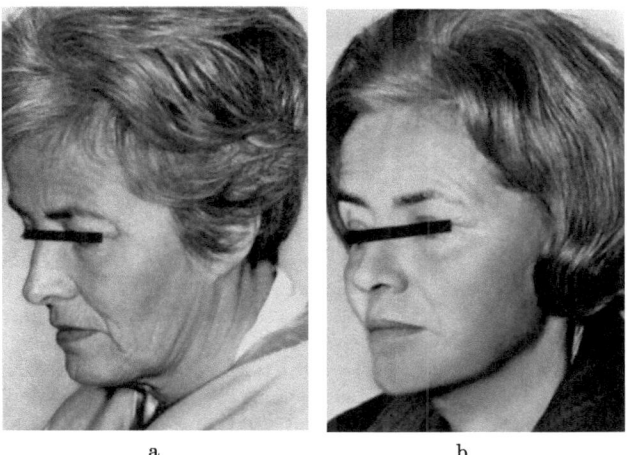

Abb. 7. a Berufstätige 57jährige Patientin, b 1 Jahr nach operativer Gesichtsspannung

Bei *konstruktiven* und *rekonstruktiven* Maßnahmen bedarf der operative Eingriff keiner Begründung, die außerhalb der Beurteilung des organischen Zustands läge. In der *anaplastischen Chirurgie* können die Notwendigkeit und die Richtigkeit einer operativen Maßnahme nur beurteilt werden, wenn man, unabhängig vom organischen Befund, psychologische und subjektive Kriterien gelten läßt. Diese These könnte vermuten lassen, als zöge sich eine beinahe unüberwindliche Trennungslinie mitten durch die Plastische Chirurgie. Das ist aber nicht der Fall. Denn auch zur konstruktiven und rekonstruktiven Chirurgie gehört

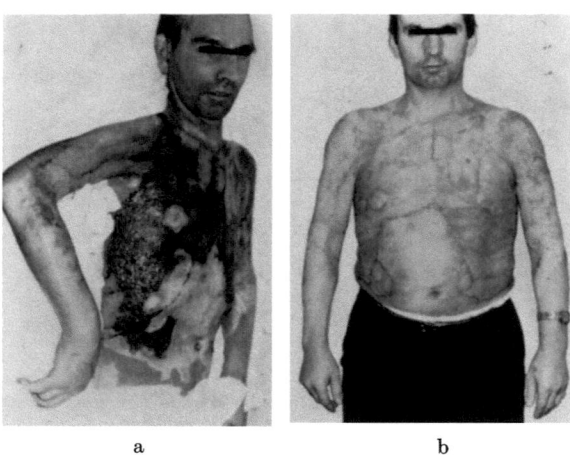

a b

Abb. 8. a Ausgedehnte Verbrennung 3. Grades bei einem 39jährigen Patienten mit 55% Ausdehnung, b Zustand nach frühzeitiger Excision der Verbrennungsnekrosen und Spalthautplastiken

immer ein anaplastisches, also ein zur Oberfläche weisendes Moment, weil es sich um operative Eingriffe im sichtbaren Bereich handelt und um eine Technik, die darauf Rücksicht nimmt. Selbst der lebensrettende plastisch-chirurgische Eingriff bei einer schweren Verbrennung macht keine Ausnahme. Das Abtragen nekrotischer Gewebspartien, um toxische Vorgänge einzuschränken, sowie das Verpflanzen von eigener oder fremder Haut, um den Flüssigkeitshaushalt des Körpers zu sichern und die Infektionsgefahr zu reduzieren, haben auch eine wesentliche Konsequenz für die Funktion der äußeren Erscheinung. Die primäre Excision der Nekrosen und die frühzeitige Hauttransplantation zielen natürlich zu allererst auf die Erhaltung des Lebens beim Verletzten ab (Abb. 8). Trotzdem verliert der plastische Chirurg nie eine spätere Narbenbildung und eine mögliche Bewegungseinschränkung aus den Augen, die für den Kranken in seinem beruflichen, sozialen und sexuellen Leben eine entscheidende Bedeutung erlangen können.

Kriterien der Entscheidung

Die Entwicklung der Chirurgie, der Physiologie und der Pharmazie machen immer mehr operative Eingriffe vorstellbar und möglich. Die Plastische Chirurgie profitiert davon. Sie wird sich in der Zukunft so entfalten, daß beinahe jede Beeinflussung der äußeren Erscheinung technisch zu bewältigen ist. Zugleich werden die heute noch schwerwiegenden moralischen oder religiösen Regulative sich wandeln oder verschwinden. Der Wunsch nach dem ,,totalen" Einsatz operativer Kunst wird immer nachdrücklicher an den Arzt herangetragen werden. Seine Maßstäbe sollten sich neu orientieren. Er muß in der Lage sein, beurteilen zu können, was den Patienten bewegt, um mit ihm als Partner zur Entscheidung zu gelangen. Der organische Zustand allein besagt nicht das Wesentliche. Die Kooperation zwischen Chirurgie und Psychologie wird gerade in der Plastischen Chirurgie zur Notwendigkeit, wo beinahe ,,schon der Wunsch nach einer operativen Beeinflussung der äußeren Erscheinung an sich als Indiz einer psychischen Störung gewertet werden kann" (Milton T. Edgerton).

Es mag schmerzlich sein, daß sich eine ruhmreiche, aber oft irrationale ärztliche Tradition zu einer Berufsaufgabe wandelt, die auch das Wohlbefinden des ,,Kunden" nach dessen Kriterien und nicht nur die Besserung akuten Leids zum Ziele hat. Trotzdem, oder gerade deswegen, verlangen die *Grundprinzipien plastisch-chirurgischen Handelns* eine erneute Überlegung.

1. Der plastische Chirurg muß beurteilen können, ob eine bestimmte Maßnahme dem Patienten jenseits der organischen Wiederherstellung oder Verbesserung wirklich hilft.

2. Er muß in der Lage sein abzuwägen, ob das Operationsrisiko in einem angemessenen Verhältnis zum effektiven Ergebnis steht.

3. Er muß fähig sein, diese Gesichtspunkte dem Patienten zu erklären, damit vor allem der ,,gesunde" Patient informiert und selbständig seine Entscheidung treffen kann.

Je mehr anaplastische Beweggründe Bedeutung gewinnen, desto wichtiger ist es im Sinne einer zutreffenden Diagnose und einer erfolgreichen Behandlung, die Motive des Patienten zu erforschen, und desto kritischer muß auch der Arzt seine Möglichkeiten an den Wünschen des Patienten messen.

Vorurteile und Vulgärterminologie

Die anaplastische Chirurgie hat es infolge standesethischer, religiöser oder gesellschaftlicher Tabus nicht immer leicht gehabt, ihre Motive als ärztliche und damit als ,,heilende" auszuweisen. Unermüdlich ist diskutiert worden, ob Krankheitsfolgen oder Mängel der äußeren Erscheinung vom Arzt aus Gründen der ,,Eitelkeit" korrigiert und behoben werden dürfen. Nicht selten wurden der Patient, der dies verlangte, und der Arzt, der dazu bereit war, diffamiert, weil sie damit der Vorsehung in den Arm fielen. Nie bestand darüber Zweifel, wann es dem Arzt erlaubt ist, dem Schicksal entgegenzutreten. Er darf ,,heilen", wenn jemand offenkundig leidet, an seinen Lebensfunktionen gehindert ist und dies über seine eigene Behauptung hinaus mit handgreiflichen Beweisen belegen kann. Unter diesen Indizien allerdings hatten lange Zeit hindurch die Erkenntnisse der Psychologie eine äußerst fragwürdige Position, besonders, wenn es um chirurgische Tatbestände ging. Immer wieder stößt man in der moralischen Würdigung ärztlichen Handelns auf eine intensive Vorstellung, die hinter dem sogenannten Natürlichen einen bestimmten Schöpfungsplan sucht, dessen Schlüssel zwar in der Hand des Arztes liegt, der aber nur dann benützt werden darf, wenn sich dieser Schöpfungsplan offensichtlich nicht verwirklicht. Man verlangt vom Arzt nicht etwa, daß er seine Mitmenschen sterben oder leiden läßt, wenn er aber versucht, ihr Genußniveau über den ursprünglichen Besitzstand hinauszuheben, dann stößt er schnell an Verbote. Auch heute noch erwartet die Öffentlichkeit vom Arzt eine seriöse, vorzugsweise dramatische Tätigkeit, die vor allem das Schlimmste verhindert, aber nicht das Beste versucht. Die Verbesserung eines nach allgemeinen Maßstäben erträglichen Zustands ist suspekt. Dieses merkwürdige Phänomen wird auch in der Psychiatrie deutlich. Die Manie ist geradezu das Paradigma der Geisteskrankheit. Sie ist der relativ seltene Zustand, der den Betroffenen über seine Genuß-Grundlinie hinaushebt. Er ist fröhlicher, als es ihm die Umstände eigentlich erlauben. Jeder Laie bezeichnet den Maniker als ,,verrückt". Die wesentlich häufigere Depression dagegen wird in der Regel als normal und angemessen empfunden. Wer sich mehr freut, als es ihm zusteht, der verärgert seine Umgebung. Und die anaplastische Chirurgie steht in dem Verdacht, wenn schon nicht Genuß zu bereiten, so doch wenigstens eine Unlust zu beseitigen, die sich gar nicht als greifbare Krankheit manifestiert. Seit es die Plastische Chirurgie gibt, steht sie unter dem Vorwurf, daß sie dort heile, wo sie doch eigentlich nichts zu heilen habe, daß sie dort eingreife, wo der Eingriff nicht unbedingt und ernsthaft notwendig sei. Ebensooft wie erfolglos hat sie versucht, Rechtfertigungsideologien zu entwickeln, um nachzuweisen, daß auch sie „ärztlich", „gerechtfertigt" und „erlaubt" sei. Erfolglos deshalb, weil sie dies immer nur innerhalb der traditionellen Vorstellung versuchte. Dies ist bereits an der zum Teil banalisierenden Terminologie zu erkennen, mit der besonders die Anaplastik bezeichnet wird.

Drei Ausdrücke gibt es, die in der Öffentlichkeit verstanden werden und somit symptomatisch sind:

„Schönheitschirurgie"

„Kosmetische Chirurgie"

„Ästhetische Chirurgie."

Der Ausdruck „*Schönheitschirurgie*" ist falsch, weil er sehr vage auf allgemeine Maßstäbe verweist, die dem Zeitgeschmack unterworfen sind, und weil er eine Übertreibung enthält, die zwar einer Marktlage entgegenkommt, aber geeignet ist, im Patienten falsche Vorstellungen und Hoffnungen in bezug auf die operativen Möglichkeiten zu wecken.

Der Begriff „*Kosmetische Chirurgie*" deutet auf eine Art der Körperpflege und -verschönerung hin, mit der Plastische Chirurgie und anaplastische Chirurgie nichts zu tun haben. Das wesentliche Merkmal „kosmetischer" Maßnahmen ist ihre unbegrenzte Wiederholbarkeit und die Tatsache, daß man sie praktisch auch jederzeit wieder zurücknehmen kann. Es gibt aber keinen einzigen anaplastischen Eingriff, der so unverbindlich zu widerrufen wäre wie Frisur, Lippenstift oder Parfüm. Im Ausdruck „kosmetische" Chirurgie liegt ein gefährliches Herunterspielen von Entschluß und Risiko eines plastisch-chirurgischen Eingriffs. Die Ergebnisse einer solchen sanften Überredung wie „Schönheitschirurgie" oder „kosmetische Chirurgie" erleben wir jeden Tag in unserem Sprechzimmer. Es sind die Patienten, die tief erschreckt von einer postoperativen Phase berichten, die ihnen ganz anders geschildert wurde, die entsetzt nach einer Rückführung in den ursprünglichen Zustand verlangen und denen offenbar niemand erklärt hat, daß ein plastisch-chirurgischer Eingriff kein Besuch in einem Schönheitssalon ist, sondern eine Operation mit allen Konsequenzen.

Das Wort „*Ästhetische Chirurgie*" unterstellt als Ziel der Operation „zweckfreies Wohlgefallen". Seit die Psychologie die „Funktion der äußeren Erscheinung" erkannt hat, weiß man aber, daß dieses Wohlgefallen alles andere ist als zweckfrei. Einige hervorragende plastische Chirurgen haben den Ausdruck „Ästhetische Chirurgie" akzeptiert, weil sie davon ausgingen, daß ein plastischer Chirurg eine grundlegende Kenntnis und ein sicheres handwerkliches Gefühl für die Ästhetik der körperlichen Proportion haben muß. Das ist richtig. Ich kann mich dennoch mit dieser Bezeichnung nicht recht anfreunden. Zu sehr klingt sie mir nach Schönfärberei, zu sehr nach einem großen Wort. Und seit nicht nur in Italien auch die Friseure „Estetico" über ihren Laden schreiben, werde ich die Vermutung nicht los, daß in diesem Zusammenhang auch dieser schillernde Begriff zur publikumswirksamen Warenbezeichnung gekeltert werden soll. Vielleicht sind alle diese Bezeichnungen aus dem Wunsch heraus entstanden, den so oft mißverstandenen Begriff „Plastische Chirurgie" auch dem Laien etwas begreiflicher zu machen, der natürlich in einem Zeitalter der Kunststoffe zunächst „Plastik" und dann erst „formend" assoziiert. Trotzdem möchte ich gerade bei jener Plastischen Chirurgie, die sich primär mit der äußeren Erscheinung befaßt, für den Begriff „Anaplastische Chirurgie" plädieren.

Bei dieser Begriffsbestimmung handelt es sich nicht nur um einen überflüssigen Streit von leeren Begriffen oder Worten. Abgesehen von der Tatsache, daß diese Chirurgie seit einigen hundert Jahren von plastischen Chirurgen so genannt wird, hat das Wort „anaplastisch" vom Sprachwissenschaftlichen her eine programmatische Bedeutung.

Die Präposition „ana" verändert das ursprüngliche Verb „platto" = „formen" in „hinaufformen", „weiterformen". Schon im frühgriechischen Gebrauch taucht das Verb „anaplatto" im übertragenen Sinne auf. Der spätklassische Arzt Hippokrates (der übrigens nicht daran glaubte, daß „vollkommen Abgelöstes" je anwachsen könne), verwendete es im Sinne von „vorspiegeln", „vormachen". An einer Stelle seiner Schriften spricht er von der Vorspiegelung eines Traums und benützt das Verb „anaplatto". Damit sind außerhalb der morphologisch dinglichen Bedeutung subjektive psychische Momente angesprochen. Die Präposition „ana" bedeutet nicht nur das „Hinaufführende", das „Weiterführende", sondern auch „das zur Oberfläche Weisende", „das nach außen Gerichtete".

Anaplastische Chirurgie steht mit dem sichtbaren Bild des Menschen im Zusammenhang und mit seiner Wirkung. Und genau das besagt ihr Name.

Die goldene Nase des Justinian

In fast allen Kulturen steht das Gesicht des Menschen in einem direkten Zusammenhang mit der bildlichen Vorstellung, die man sich vom Antlitz der Götter macht. Die organische Form — mehr als die organische Funktion — wird als vom Geschick auferlegt empfunden. Jede Veränderung erscheint nur dort legitim, wo ihr eine rituelle Bedeutung zukommt. Besonders das Gesicht wird als etwas verstanden, was dem Menschen verliehen wurde, damit er erkannt wird. Eine willkürliche Entäußerung bestimmter Züge gilt einerseits als Auflehnung gegen einen höheren Willen, von dem man sie empfangen hat, und andererseits als unerlaubte Täuschung der Mitmenschen, die eine Art Anspruch auf Beständigkeit der individuellen äußeren Erscheinung haben. In der Regel wurden die Operationen nur von denen ausgeübt, die kraft eines höheren Priester- oder Richteramtes dazu befugt waren. Besonders, wenn mit der Operation eine Entstellung beseitigt werden sollte, die als Folge einer Strafe bestand, blieb ein solcher Eingriff in den Untergrund verbannt.

In den frühesten Operationsberichten aus China und aus Indien ist vor allem von der Nase, den Lippen und den Ohren die Rede. Am häufigsten wird von chirurgischen Methoden berichtet, die über gestielte Hautlappen aus der Stirn oder Wange eine Wiederherstellung der Nase zum Ziele hatten. Legendär ist auch von Fremdübertragungen die Rede. So wird die Übertragung einer Nase vom Sklaven auf den Herrn erwähnt; allerdings mit dem Hinweis, die Nase sei abgefallen, als der Sklave verstarb.

Daß der Ersatz der Nase von Anfang an im Mittelpunkt des Interesses stand, ist nicht überraschend. Unabhängig von der Tatsache, daß das Abschneiden der Nase zum Strafvollzug gehörte und dieses Organ vor der Erfindung des Schießpulvers bei Auseinandersetzungen mit der blanken Waffe besonders gefährdet war, gab es dafür auch noch andere Gründe.

Die Nase ist nicht nur Sinnesorgan, sondern in buchstäblich hervorragender Weise ästhetisches Maß, Beleg rassischer Zugehörigkeit, Attribut persönlicher Würde und manchmal sogar Hinweis auf die sexuelle Leistungsfähigkeit. Mehr als andere Sinnesorgane vermittelt sie durch die Atmung zwischen dem Körperinneren und dem „Draußen".

Sir James George Frazer berichtet aus verschiedenen primitiven Kulturen, die miteinander in keinem Zusammenhang standen, daß man sich bei Lebensgefahr die Nase verstopfte, um ein Entfliehen der Seele zu verhindern. Auch beim Ableben eines Verwandten sollte auf diese Weise verhindert werden, daß die eigene Seele der des Verstorbenen folgte.

Die Bedeutung der äußeren Erscheinung wurde selbst in der politischen Realität klar erkannt. Einen gefährlichen Gegner erledigte man häufig durch das Abschneiden der Nase. Der grausame byzantinische Herrscher Justinian II. (669—711) wurde nach 10jähriger Regierung von einem seiner Generale gestürzt. Um sicherzugehen, daß der Tyrann die Macht nicht wiedererlangen könne, schlug man ihm die Nase ab und verbannte ihn. Seine Gegner waren sicher, daß er, auf diese Weise entstellt, nicht mehr in der Lage sein würde, eine größere Gefolgschaft hinter sich zu bringen. Aber Justinian II. ließ sich eine Nase aus Gold anfertigen, brachte 15 000 Reiter auf und eroberte im Jahre 704 seinen Thron zurück. 7 Jahre später wurde er wieder gestürzt. Diesmal gingen die Rebellen kein Risiko mehr ein und hieben ihm den Kopf ab.

Jeder organische Defekt, der ins Auge fiel, wurde zu allen Zeiten negativ bewertet. Eine Deformation der äußeren Erscheinung war fast immer ein sichtbares Zeichen für die Schuld des Betroffenen. Er hatte sich entweder gegen göttliche oder gegen irdische Gesetze vergangen. Bei Verrätern und Ehebrechern war die Kennzeichnung durch das Abschlagen der Nase nicht nur als Buße oder Strafe gedacht, sondern auch als weithin sichtbare Warnung für andere. Eduard Zeis schreibt in seiner „Geschichte der Plastischen Chirurgie", daß sich die Rhinoplastik im Altertum entwickeln konnte, weil es die Strafe des Nasenabschneidens gab. Er glaubt allerdings, daß derartige Strafen später nicht mehr angewandt wurden und sieht darin den Wegfall eines Motivs für solche Operationen. Aber noch nach der Josephinischen Halsgerichtsordnung, die im Jahre 1707 in Schlesien proklamiert wurde, hatte der Delinquent eine bestimmte Summe dafür zu zahlen, daß ihm bei der Folter Nase und Ohren abgeschnitten wurden. Aus Darmstadt-Bessungen ist eine Art Tarifordnung erhalten, in der festgelegt wird, was ein Scharfrichter für das Abschneiden von Nase und Ohren zu erhalten habe, nämlich 5 Gulden. Zum Vergleich: „Einen Lebendigen zu viertheilen" kam auf 15 Gulden und 30 Kreuzer, während „Male auf Rücken, Stirn oder Wange gebrannt" ebenfalls 5 Gulden kosteten.

Krankheiten, besonders venerische Infektionen, die Teile des Gesichts zerstörten, erschienen in einem besonderen Maße als von höchster Instanz verhängt. Der Abscheu der Mitmenschen war Teil der Strafe. Mitleid mit einem so Entstellten war demnach eine fast unerlaubte Reaktion, ganz ähnlich wie auch der mit Geisteskrankheit Geschlagene bis in die neueste Zeit hinein kein Mitgefühl erwarten durfte. Einen schrecklich entstellten Menschen zu verspotten, ihn zu quälen, ihn von sich fortzustoßen, wurde im allgemeinen Volksempfinden beinahe als Auftrag Gottes empfunden. Bis heute äußert sich Frömmigkeit oft als Brutalität gegenüber den Andersaussehenden oder den Andersartigen. „Liebe deinen Nächsten, denn er ist wie du", lautete das Gebot der christlichen Religion — wer aber nicht so war, wie man selbst, konnte keine Liebe beanspruchen. Je gottesfürchtiger man war, desto mehr wußte man sich einer Meinung mit dem Schöpfer, der in seiner unendlichen Weisheit solches Leid verfügt und den anderen ausgeschlossen hatte. Nur Kriegsverletzungen machten eine Ausnahme und nahmen den Charakter eines Opfers an, dessen man stolz sein durfte — Vorläufer der prestigeerhöhenden Beschädigungen wie die Schmisse der Studenten, die eingegipsten Knochenbrüche der Skisportler und die Herzinfarkte des Managers. Andererseits war eine im privaten Zweikampf abgeschlagene Nase zumindest ein äußeres Zeichen der Niederlage, wenn nicht gar ein allerhöchster Wink, daß die gerechte Sache oder die guten Geister nicht mit dem Betroffenen gewesen waren.

Solche Gründe machten eine äußere Entstellung nicht nur schwerwiegender, auch der Versuch, sie zu beheben, nahm sehr häufig den Charakter einer Tat an, mit der man den Intentionen Gottes oder eines irdischen Herrschers zuwiderhandelte. Berücksichtigt man noch, daß die Operationen ohne Betäubung außerordentlich qualvoll waren und ihr Erfolg wegen des Infektionsrisikos höchst unsicher, dann kann man daraus schließen, daß die Motivierung beim Patienten und beim Operateur sehr stark gewesen sein muß, um diese Barrieren zu überwinden. Wenn nicht Priester die Ausführenden waren, dann lag in jedem derartigen Versuch ein Stück Rebellion.

Der Ruhm der ersten plastischen Chirurgen gilt wahrscheinlich nicht so sehr ihrem handwerklichen Geschick als der Tatsache, daß sie trotz aller Vorurteile und Gefahren immer wieder tätig geworden sind. Nach allem, was wir heute wissen, muß jede gelungene Operation durch eine Unzahl von mißlungenen erkauft worden sein. Es ist kein Wunder, wenn man sich gehütet hat, allzu viel darüber zu reden.

„Die frühesten Spuren der Plastischen Chirurgie" schreibt Zeis 1838, „findet man in Indien, wo von jeher das Nasenabschneiden eine gewöhnliche Strafe der Verbrecher war. Sie verlieren sich im grauen Alterthume, und wenige, sehr ungewisse Nachrichten lassen uns vermuten, daß die Kaste der Koomas, eine Gattung niederer Priester, welche von den Braminen abstammt und welche jetzt noch im Besitz der Kunst, Nasen, Lippen und Ohren organisch zu ersetzen, ist, sie auch schon in den ältesten Zeiten ausgeübt habe." Zeis sucht die Tatsache, daß die Kunst in den Händen von Priestern, noch dazu, wie er schreibt, von „degradierten" Priestern lag, damit zu erklären, daß diese Kaste sich auch mit der Astrologie beschäftigte und Medizin und Astrologie „in Indien, wie überhaupt im ganzen Orient, miteinander in genauer Verbindung stehen". Es ist eher anzunehmen, daß solche Eingriffe, die damals den Charakter einer Absolution, einer Lossprechung, gehabt haben müssen, aus verständlichen Gründen in der Hand von Priestern lagen. Daß es niedere Priester waren, läßt sich vielleicht mit ihrer handwerklichen Orientierung erklären.

Wenn man nach den Bedingungen fragt, unter denen in der frühesten Zeit Plastische Chirurgie betrieben wurde, dann ist man auf Vermutungen angewiesen. Das ändert sich aber zur Zeit der ersten Blüte der Plastischen Chirurgie im 15. und 16. Jahrhundert.

Praktiker im Mittelalter

Nach einer langen Zeit, in der die Kunst der Plastischen Chirurgie, wenn nicht vergessen, so doch wenigstens nicht öffentlich propagiert worden war, gelangte die Kenntnis von den operativen Möglichkeiten, Nasen zu ersetzen, von Indien über Persien in die arabischen Länder. Von da aus kamen die ersten konkreten Informationen über gut ausgebaute und frequentierte Handelswege nach Sizilien. Es war der Beginn einer Zeitperiode, in der die Arbeit einiger weniger Chirurgen entweder in eigenen Schriften oder fremden Berichten festgehalten wurde. Abgesehen von den erstaunlich exakten Beschreibungen der verschiedenen Operationsmethoden und der Behandlungserfahrungen, erlauben sie einen Einblick in die wesentlichsten Gedanken, die diese Ärzte bei ihrer Arbeit bewegten. Ihre Krankengeschichten sind zum Teil so novellistisch verfaßt, daß sie über den klinischen Tatbestand hinausgehen und zu spannenden geschichtlichen Dokumenten werden.

Carl Ferdinand von Graefe, Eduard Zeis und Ernst Gurlt haben im 19. Jahrhundert mit einem fanatischen Eifer alles ausgewertet und analysiert, was damals geschrieben wurde. Ihnen ist es zu danken, daß sich heute noch ein ziemlich klares Bild von der Plastischen Chirurgie im 15. und 16. Jahrhundert abzeichnet. Dennoch kann man ihre Mitteilungen nicht unreflektiert hinnehmen. Man muß sie im Rahmen ihrer Zeit sehen.

Unter den etwa zwei Dutzend Ärzten, sie sich mit Gesichtsrekonstruktionen befaßt haben, ragen drei besonders heraus: Branca, Pfohlspeundt und Tagliacozzi. Operationstechnisch geben sie sich fast mit denselben Problemen ab, aber in jeder anderen Hinsicht sind sie drei ganz verschiedene Typen des damaligen plastischen Chirurgen. In bezug auf ihr persönliches Wesen, in ihrem Auftreten und ihrem wissenschaftlichen Elan haben sie nichts gemein. Und gerade deshalb läßt die Betrachtung dieser so verschiedenen drei Ärzte allgemeine Rückschlüsse auf die damalige Plastische Chirurgie zu.

Die Brancas

Nachrichten über die Brancas (Vater und Sohn), die im 15. Jahrhundert in Sizilien Plastische Chirurgie betrieben, stammen von ihrem Zeitgenossen, dem Historiographen von König Alphonso I. von Neapel, Bartolommeo Fazio, später von dem Bischof Pietro Ranzano, dem Dichter Elisio Calenzio und dem Arzt und Anatomen Alessandro Benedetti. Der Vater Branca und sein Sohn Antonio führten die Rhinoplastik, also den Nasenersatz, aus und stellten verstümmelte Lippen und Ohren wieder her. Es scheint so, als habe der Vater zur Rekonstruktion von Nasen Gewebe aus der Wange verwandt, während sein Sohn bereits den Arm als Spenderegion benützte, um das Gesicht nicht zu entstellen. Beide Brancas waren Wundärzte, ohne irgendeine offizielle wissenschaftliche Berufung. Und der Beruf des Wundarztes war damals noch nicht mit dem heutigen Prestige verbunden. Was sie bekannt machte, war ihre handwerkliche Geschicklichkeit, Körperdefekte zu beseitigen, die bei den pausenlosen Fehden und Zwistigkeiten zwischen den verschiedenen Adelshäusern an der Tagesordnung waren. Sie betrieben ein Familienunternehmen ohne weiteren Anspruch und lebten von einer handwerklichen Kunst, die sie nur einzelnen Schülern zugänglich machten. Ihre Kundschaft setzte sich vor allem aus Leuten der oberen Gesellschaftsschichten zusammen, die mit Säbel und Degen umgehen konnten oder Zeit für häufig wechselnde Liebschaften mit unerfreulichen Folgen hatten. Ferdinand I., König von Aragonien und Sizilien, verlieh 1412 einem Branca das Amt eines Siegelbewahrers „officium sigilli dohanae", aber in der Verleihungsurkunde wird nichts von Leistungen oder Verdiensten gesagt. Man darf annehmen, daß dieses Amt der Lohn für delikate Dienste an einem hohen Herrn gewesen ist.

Zeis schreibt „... und seine Operationsweise ist, da er sie geheimhielt, nirgends genauer beschrieben". Auch Graefe kam nach dem Studium der verfügbaren Dokumente zu dem Schluß, daß diese Kunst „... in jener Zeit zuerst von dem Arzte Branca geheimnisvoll ausgeübt ward".

Es wäre nicht weiter erstaunlich gewesen, wenn die Inhaber eines einträglichen Familienunternehmens darauf bedacht gewesen wären, ihre Arbeitsmethode nicht allgemein bekannt werden zu lassen, um ihr Fachwissen den Nachkommen der Familie zu erhalten und Berufskollegen daran zu hindern, einfach das nachzumachen, was sie erarbeitet hatten. Auffallenderweise trifft aber genau das nicht zu. Gurlt weist darauf hin, daß andere Ärzte diese Operationen nicht nur bei den Brancas erlernten, sondern sie auch ausübten. Er ist darüber auch gar nicht verwundert, da seiner Meinung nach „die Sache durchaus nicht als Geheimnis behandelt wurde".

Trotzdem haben aber sicher Zeis und Graefe recht, wenn sie eine gewisse Geheimhaltung vermuten. Den Brancas konnte nichts daran liegen, allzu große Diskussionen über ihre Tätigkeit heraufzubeschwören. Es war *eine* Sache, im Auftrag von einigermaßen gebildeten Kunden tätig zu werden, und eine *andere*, sich mit den allgemeinen Vorurteilen auseinanderzusetzen. Es war *eine* Sache, in einer unaufgeklärten Öffentlichkeit darüber zu reden, und eine *andere*, mit Berufskollegen zu diskutieren, besonders wenn sie, wie wir wissen, von weither kamen, also auch keine Konkurrenz bedeuten konnten.

Sicher ging es den Brancas, wie allen damaligen plastischen Chirurgen, noch nicht um eine Verschönerung, nicht um eine Korrektur der Natur, sondern darum, Verlorengegangenes, aber von der Schöpfung eigentlich Vorgesehenes, wiederherzustellen. Aber eine Nase war auch früher nicht nur „zum Riechen und zum Schneuzen" da, wie Zeis vermerkt. Die

Lehren der Kirchenväter aus vielen Jahrhunderten hatten noch Gewicht. Papst Gregor I. hatte einmal genau definiert, wie etwa die Nase eines Bischofs beschaffen sein sollte. „Ein Bischof darf keine kleine Nase haben, denn er muß Gutes und Böses zu unterscheiden wissen, wie die Nase Gestank und Wohlgeruch, daher auch das hohe Lied sagt: «Deine Nase ist gleich dem Turm auf dem Libanon». Ein Bischof darf aber auch keine allzu große oder gekrümmte Nase haben, um nicht spitzfindig oder niedergedrückt von Sorgen zu sein."

Was die plastischen Chirurgen da betreiben, war nach der Auffassung vieler zumindest Falschmünzerei, wenn nichts Schlimmeres. Die Brancas waren Bürger, die sicher nicht die Wut der Theologen herausfordern wollten. Sie waren froh um einen diskreten Kundenkreis und ließen es gerne dabei bewenden. Wissenschaftlichen Ruhm suchten sie nicht, nur ihr Auskommen. Und doch hat wahrscheinlich die biedere Selbstverständlichkeit, mit der sie nach damaligen Maßstäben etwas Ungeheuerliches unternahmen, mehr für die Plastische Chirurgie getan, als sie ahnen konnten.

Heinrich von Pfohlspeundt

Der oberdeutsche Wundarzt Heinrich von Pfohlspeundt hatte, wie er selbst sagte, in der Mitte des 15. Jahrhunderts die Kunst, Nasen zu ersetzen, von einem Welschen, also von einem Italiener, gelernt. „Ein wall hath mich das gelernth, der gar vil leuten do mith geholffen hath, und vil geldes do mith verdieneth."

Seine Operationsmethode entspricht der, wie sie von den Brancas ausgeübt wurde, und da er ihr Zeitgenosse war, ist mit „wall" vielleicht einer von ihnen oder aber einer ihrer Schüler gemeint.

Heinrich von Pfohlspeundt, der wahrscheinlich aus dem später Pfalzpaint genannten Ort an der Altmühl unterhalb von Eichstädt stammte, veröffentlichte 1460 seine Schrift „Bündth-Ertzney". Er gehörte dem Deutschen Ritterorden an und machte die Kriegszüge des Ordens gegen Polen und die Belagerung der Marienburg im Jahre 1457 mit. Nach Gurlt war er „ein durchaus ungelehrter, der alten Sprachen nicht kundiger und selbst im Gebrauch seiner Muttersprache ungeübter Mann, der niemals einen älteren oder neueren Schriftsteller erwähnt. Seine anatomischen Kenntnisse beschränkten sich aufs geringste Maß, daher er nur den Anspruch erheben kann, als ein erfahrener und geschickter Empiriker angesehen zu werden." Als Feldarzt hatte er bei seinen Kriegszügen ausgiebig Gelegenheit auszuprobieren, was ihm ein Italiener gezeigt oder erzählt hatte und was er in seiner „Bündth-Ertzney" wiedergab.

Pfohlspeundt mag ein ungebildeter Mann gewesen sein, dumm war er gewiß nicht. Die grammatikalische Holperigkeit dieses gehobenen Feldschers täuscht eine Naivität vor, die zur Unterschätzung verleiten kann. Zwar führt er keinen Fall, den er operiert hat, im einzelnen auf, aber er schildert den Ablauf der Rhinoplastik so exakt, daß man daraus wohl auf eine sehr ausgedehnte Praxis schließen kann. Obwohl er dem Drang, literarisch tätig zu werden, nicht widerstehen konnte, findet man auch bei ihm recht nachdrückliche Hinweise auf die notwendige Geheimhaltung. Aber er ist schlau genug, seine Leser nicht auch noch mit der Nase auf den Grund dieser, wie ein späterer Autor meinte, ,,überflüssigen Geheimniskrämerei" zu stoßen.

,,item ein meister kunst, ist gerecht. Kumpt dir einer zcw, dem dy nasze abbe gehawen ist, vnnd wilt im wider ein naw naszen machen, szo lasz niemandt tzw sehen, vnnd heis dirs verloben tzw vorsweigen, wie du en heilen wollest. Vnnd nach dem gelobnis szo sage im die meinung, wil er da mith dir wagen, vnnd den schmerzten lieden, szo gehe inn mith vornufft an, vnnd sage jm, wie du en schniden vnnd auch binden must, vnnd wie langk er liegen mosz. Vnnd darumb wollest du niemandt tzw sehenn lasen, vff das er dir dy kunst nicht ablernen mochte." Außerdem fügt er hinzu, habe man sich auch der Verschwiegenheit der Gehilfen zu versichern. Vor allem aber hat der Patient ein regelrechtes Gelöbnis zu machen, niemandem zu erzählen, wie man ihn geheilt habe. Als Grund gibt er an, daß man ihm die Kunst nicht abschaue. Das ausgerechnet in einem Buch, das eine detaillierte Schilderung der Operation enthält. Nun war natürlich der Patient, dem er ein Schweigeversprechen abnahm, gerade in dieser Hinsicht am wenigsten gefährlich. Als Betroffener konnte er nicht genau beobachten, was mit ihm geschah, und selbst, wenn er es gekonnt hätte, wäre seine laienhafte Schilderung wohl kaum ausreichend als Anleitung gewesen, um die Operation zu wiederholen. Hinzu kommt, daß Pfohlspeundt, wie er schreibt, seine Patienten vor der Operation mit einem Medikament zum Schlafen brachte, das sich aus Opium, dem Saft von Bilsenkraut, unreifen Maulbeeren, dem Saft von Schierling und Seidelbast zusammensetzte. Es ist Pfohlspeundt zu glauben, daß jeder ,,gleich schlief", der damit traktiert wurde, und daß man ihm Wergzapfen, getränkt mit Baumöl, Fenchel und Essig, in die Luftwege stecken mußte, um ihn wieder zu wecken. Ein so anaesthesierter Patient war als Zeuge für die Operationstechnik bedeutungslos. Nach der Prozedur konnte er sicher nicht schildern, *wie* sie gemacht worden war, aber er konnte überall herumerzählen, *daß* sie gemacht worden war. Und eben daran lag Pfohlspeundt wenig. Mundpropaganda, die ihm Patienten eintrug, wußte er sicher zu schätzen. Aber er hütete sich davor, in einer breiten Öffentlichkeit als ein Operateur bekannt zu werden, der solche dubiosen Eingriffe ausführte. Deshalb macht er auch in seiner Schrift die größten Anstrengungen, für seine Geheimnistuerei ausdrücklich das harmlos klingende Motiv beruflicher Konkurrenz glaubwürdig zu machen. Nach dem, was er geschrieben hatte, hätte ihm niemand vorhalten können, er habe diese Operation deshalb so im geheimen ausgeführt, weil er sich darüber im klaren war, etwas doch nicht so ganz und gar Erlaubtes zu tun.

Gaspare Tagliacozzi

Hundert Jahre später taucht in der Plastischen Chirurgie ein Mann auf, bei dem von Geheimniskrämerei nicht mehr die Rede sein kann.

Nach einem Horoskop, das der Astrologe Magini im Jahre 1607 veröffentlicht, ist Gaspare Tagliacozzi am 27. 2. 1545 um 2.33 Uhr früh in Bologna zur Welt gekommen. Sicher belegt ist seine Taufe am 2. 3. 1545, denn die Zeremonie ist im Kirchenbuch von St. Peter in Bologna eingetragen. Tagliacozzi stirbt im Jahre 1599, und schon allein die Tatsache, daß man sich noch 9 Jahre nach seinem Tode die Mühe macht, mit Hilfe eines Horoskops seine genaue Geburtszeit festzustellen, zeigt, daß er ein Besonderer ist. Tagliacozzis berufliche Karriere ist gesichert, nachdem er sich im Jahre 1570 an der Universität Bologna als Doktor der Medizin und der Philosophie etabliert. Er lehrt Chirurgie und Anatomie und wird Leibarzt der Herzöge der Toskana und von Mantua.

Seine Universität hatte sich schon im 6. Jahrhundert einen unanfechtbaren Ruf durch das Studium der wiederaufgefundenen römischen Gesetzesbücher und die Kommentierung der Heiligen Schrift erworben. Die Lehrer, die an ihr wirkten, wurden durch noch heute erhaltene Grabmähler geehrt wie ruhmreiche Feldherren. Trotz eines energischen Widerstandes der römischen Kirche wurde hier zuerst die Anatomie des menschlichen Körpers gelehrt. Es war eine Universität, für die Bologna zu bestimmten Zeiten die Hälfte des gesamten Staatshaushaltes ausgab.

Und doch umgab auch Tagliacozzi noch mittelalterliche Finsternis. 70 Jahre vor seiner Geburt hatte Papst Innozenz VIII. in Rom die verhängnisvolle Hexenbulle ,,Summis desiderantes" gegeben. 1 Jahr später wurden allein in Como 41 Menschen verbrannt. Im Jahre 1487 war der berüchtigte, von Sprache und Inhalt her gleich barbarische ,,Malleus maleficarum" erschienen. Was in diesem Buch stand, war noch zu Lebzeiten Tagliacozzis gültig. In seinen Anleitungen zu Hexenprozessen forderte es das Gericht auf, ,,eine Hexe oder einen Arzt" als Sachverständigen darüber zu hören, ob eine verdächtige Krankheit ein ,,Morbus maleficaris" sei oder nicht. Immerhin war Bologna, wie einige andere italienische Städte, schon damals nicht bereit, den Inquisitoren bei ihrem schmutzigen Handwerk zu helfen. Am 18. 1. 1524 mußte Papst Clemens VII. an den Gouverneur von Bologna eine schriftliche Zurechtweisung und die Aufforderung ergehen lassen, die Inquisitoren besser zu unterstützen, als das bis dahin geschehen war. Dreißig Jahre vorher hatte der Arzt Gabrielo Da Salo in Bologna erklärt, daß Christus kein Gott, sondern der natürliche Sohn von Joseph und Maria gewesen sei, der mit seiner Arglist die Welt ins Verderben gestürzt habe und schließlich wegen begangener Verbrechen am Kreuz gestorben sei. Innerhalb der Stadtmauern von Bologna konnte der Inquisitor nicht mehr gegen Da Salo unternehmen, als ihn zu einem halbherzigen Reuebekenntnis zu zwingen.

Aber auch in den aufgeklärten Teilen Italiens gab es zur Zeit Tagliacozzis und noch lange nach ihm Hexenprozesse und mit ihnen das ,,Stigma diabolicum". Es galt als wichtigstes Beweismittel und war eine unempfindliche Stelle am Körper, wo sich das Gefühl — damals eine Äußerung der Seele — vor der Berührung mit dem Teufel zurückgezogen hatte. Selbst Tagliacozzi, der niemanden zu fürchten brauchte und der in seiner berühmten Schrift „De Curtorum Chirurgia" (Abb. 9a—h) nur über nachprüfbare richtige medizinische Sachverhalte berichtete, weist, wie viele seiner Zeitgenossen, nachdrücklich darauf hin, daß die durch seine Operation neu angelegten Nasen „sogleich wieder Gefühl gehabt haben wie eine natürliche Nase". Gefühllose Körperstellen waren zur Zeit der Hexenverfolgungen sehr oft eine im wahren Sinn des Wortes fatale Sache. Bekanntlich treten bei der gestielten Hautlappenplastik, also auch beim Einheilen der Armhaut in den Nasendefekt, Sensibilitätsstörungen auf.

Zwei Jahre, bevor Tagliacozzi starb, veröffentlichte der deutsche Jurist Hartwig von Dassel im Jahre 1597 seine berüchtigten Anweisungen, welche die Angeklagten daran hindern sollten, das „Maleficum taciturnitatis" anzuwenden, also sich während der Folter gefühllos zu machen. Es war dasselbe Jahr, in dem Tagliacozzi seine „De Curtorum Chirurgia" veröffentlichte und schrieb: „Wir bauen auf und stellen wieder her und machen ganze Teile des Gesichts, die die Natur gegeben und das Schicksal fortgenommen hat, nicht nur zur Freude des Auges, sondern um den Geist aufzurichten und der Seele des Betroffenen zu helfen."

Erst 31 Jahre nach Tagliacozzis Tod wagte es in Deutschland der Bonner Pfarrer Johannes Jordanäus in seiner „Disputatio de proba stigmatica", die Beweiskraft der Blutleere oder Gefühllosigkeit solcher Körperstellen anzuzweifeln.

Man muß sich die geistige Situation dieser Zeit vor Augen halten, um das Wirken Tagliacozzis im rechten Licht zu sehen. Es gab zu seinen Lebzeiten nur wenige, die sich nachdrücklich gegen den blutigen Wahn seiner Zeit stellten wie etwa der deutsche Arzt Johann Weyer, der unter der Rückendeckung von Kaiser Ferdinand sagte: „Die Münche rühmen sich der Arzenei, deren sie sich aber wie ein Kuh Sackpfeifens verstehen. Sie überreden die unverständigen Leute, daß eine Krankheit von Zauberern komme. Denn sie vermeinen, der Sach sey nicht genug geschehen, wenn sie allein in Anzeigen und Entdeckung der Krankheiten, Ursprung und Herkommen ein Puppen schießen, sondern sie müssen auch noch den Unschuldigen verleumden, mit Zank und Hader ganze Nachbarschaften erfüllen, Freundschaften zertrennen, das Band der Blutsverwandtschaft lösen, Kerker und Gefängnis zurüsten und auf allerletzt Todschläg und Blutvergießen auf mancherlei Weise anstiften."

Soldan schreibt in seiner „Geschichte der Hexenprozesse: „Das 16. Jahrhundert und die erste Hälfte des 17. Jahrhunderts trägt eine vorherrschend theologische Färbung, die sich auch nichttheologischen Wissenschaften und der Politik mitteilte. In der Jurisprudenz herrschte ein Geist engherzigster Beschränktheit. ... Die Medizin endlich, ohne feste physiologische oder pathologische Grundlage, klebte am Altüberlieferten und machte sich aus der Macht des Teufels ein Schild gegen alle Vorwürfe."

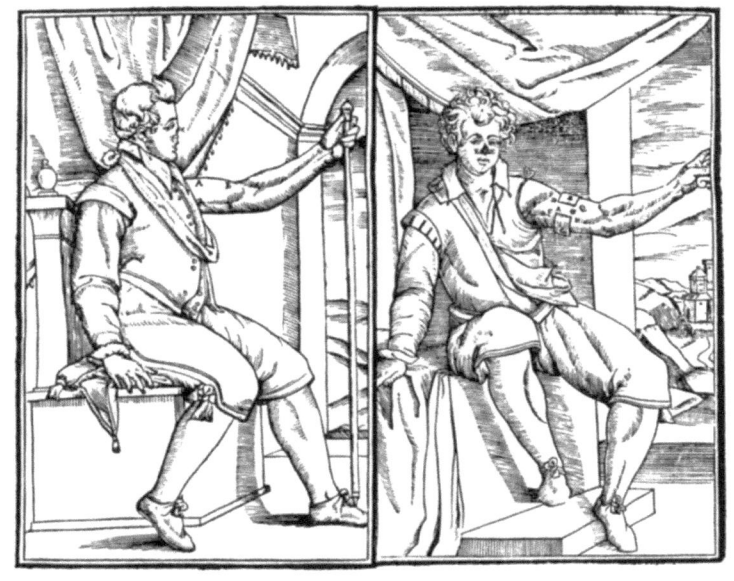
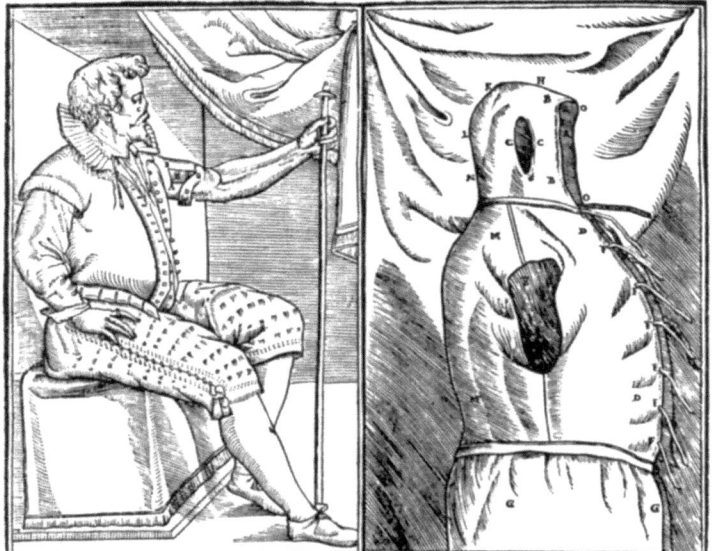

Abb. 9a—h. Ausführliche Beschreibungen des Operationsverfahrens zum Nasenersatz und detaillierte Zeichnungen zeichnen die Arbeit „de curtorum chirurgia per insistionem" von Gaspare Tagliacozzi aus. a Patient ohne Nase. AABB ist die vorgesehene Spenderegion in der Innenseite des linken Oberarmes. b Der für den Nasenersatz vorgesehene Hautlappen am linken Oberarm ist in entsprechender Größe zugeschnitten und in seiner ganzen Fläche von der Unterlage präpariert. Ein Tuch liegt zwischen gehobenem Hautlappen und Oberarm. Durch seinen caudalen und cranialen Stiel verbleibt der Hautlappen in optimaler Blutversorgung. c In einer weiteren operativen Sitzung ist der craniale Hautlappenstiel durchtrennt. Die an 3 Seiten durchtrennte Haut wird durch den caudalen Lappenstiel (cutanei

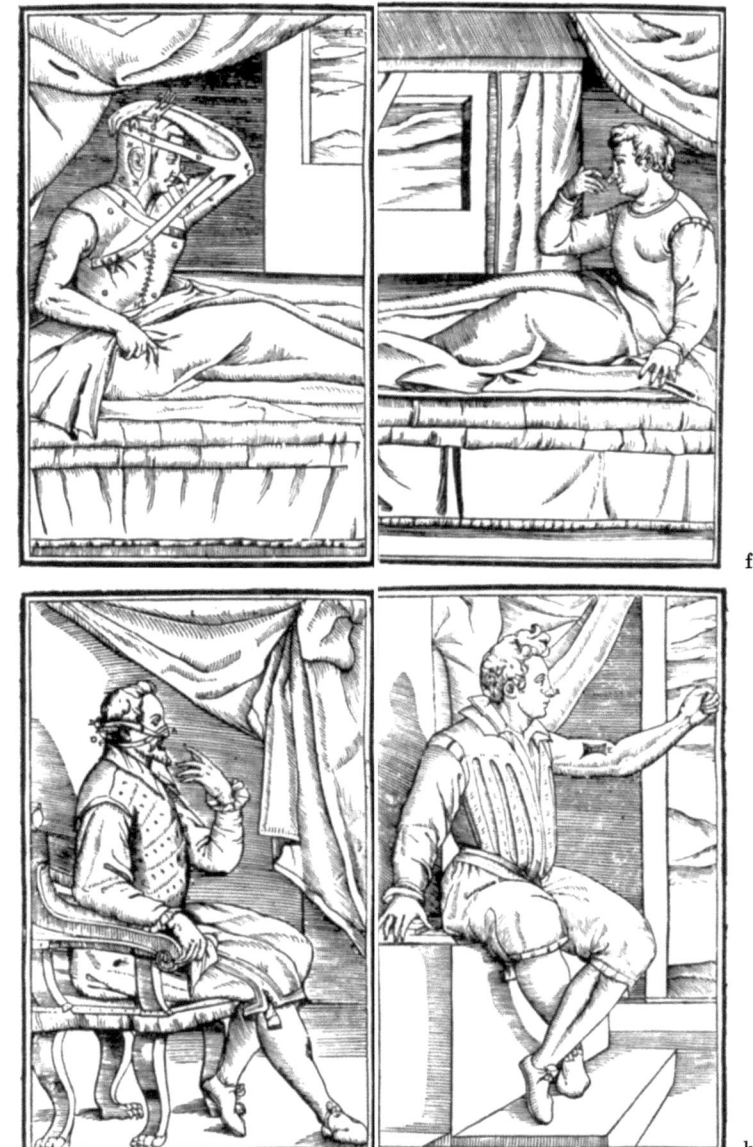

traducis radix) ernährt. d Weste und Kopfhaube, die mit Bändern und Schnallen versehen sind, um die Fixierung des Spenderarmes am Kopf zu erleichtern. e Der Hautlappen vom linken Oberarm ist in den Nasendefekt eingenäht. Bis zu seiner vollständigen Einheilung wird er durch einen Lappenstiel vom Oberarm ernährt. Fixierung von Spende- und Empfängerregion durch empfohlene Weste und Bandagen. f Der Hautlappen vom Oberarm ist eingeheilt, die Hautbrücke ist durchtrennt. g Eine wichtige Bedeutung post operationem erhielt die Formung der Nase durch Bandagen, die in Form und Größe genau angegeben wurden. h Zustand nach abgeschlossenem operativen Nasenersatz. Die Spenderegion in der Innenseite des linken Oberarmes bleibt der Spontanheilung überlassen

Und wieder Weyer: „... daß die ungelernten Schlingel in der Medizin und Chirurgie yr unwissenheit und fehler dem verzäubern oder veruntrewen und den Heiligen zuschreiben."

Sicher, Italien war in vieler Hinsicht freier als das übrige Europa, und die „heile Universität von Bologna", damals noch überzeugend in ihrer mittelalterlichen Hoheit, hatte nicht nur den Geist, sondern auch die irdische Macht, waghalsigen Denkern und Experimentatoren den Rücken frei zu halten. Dies geschah, wenn es sein mußte, mit bewaffneter Insubordination. Das Gebäude der Universität, in der Tagliacozzi groß wurde, war damals auch ein Dach über dem Kopf der Zweifler und derer, die bereit waren, alles in Frage zu stellen. Vor allem war man nicht nur geistig, sondern auch politisch weit von Rom entfernt, wo ein Jahr nach dem Tode Tagliacozzis der neuplatonische Dominikaner Giordano Bruno lebendig verbrannt wurde, weil an einigen Stellen seiner „Monaden" auf ähnliche Weise von der Natur und ihren Kräften die Rede war, wie im Werk Tagliacozzis.

In „De Curtorum Chirurgia" findet sich kein Hinweis, daß Tagliacozzi selbst plastische Operationen ausgeführt hätte. Nur in einem Brief an Mercuriale vom 22. 2. 1586 erzählt er von eigenen rhinoplastischen Eingriffen. Er erwähnt, daß er Sigismund Baranius und Alexander Vinstinus aus Piacenca, denen die Nasen abgehauen worden waren, mit Erfolg operiert habe. Gleich gute Ergebnisse habe er noch bei einem anderen Bürger von Piacenca und einem Anthwerpener gehabt.

Spätere Kritiker haben Tagliacozzi immer wieder vorgeworfen, er habe sich in eitler Selbstgefälligkeit als Gründer der Plastischen Chirurgie aufgespielt, obwohl schon lange vor ihm und sehr wahrscheinlich sogar in Bologna Rhinoplastiken ausgeführt worden seien. Tatsache ist, daß Tagliacozzi selbst nichts zu diesem Vorwurf beigetragen hat, und wenn er seine Lehrmeister nicht erwähnt, so mag das andere Gründe gehabt haben.

Woiciech Oczko, Leibarzt und Sekretär der polnischen Könige Stephan Batory und Sigismund III., gab im Jahre 1581 ein Buch heraus, in dem auch vom operativen Nasenersatz die Rede ist. Er schildert eine Operationsmethode, die ihm als nicht sehr einleuchtend erscheint, und fährt dann fort: „Leichter ist es ausführbar, wie zu meiner Zeit es Aranzio, Professor der Chirurgie zu Bologna, that, der sich der Armhaut zu bedienen pflegte, das so gelang, daß ohne vielen Schmerz die Haut wie die leibhaftige Nase festwuchs." Oczko war im Frühjahr 1565 nach Italien gereist und Ostern 1569 zurückgekehrt. Die von ihm geschilderten Operationen fallen also in die Zeit vor dem Jahr 1569. Aranzio lehrte vom Jahre 1556 ab Anatomie und Chirurgie in Bologna. Es ist unvorstellbar, daß Tagliacozzi, der erst 1570 promovierte, die Vorlesungen dieses berühmten Mannes nicht gehört haben soll. Und doch hat er ihn nie erwähnt. Der Grund kann eine persönliche Feindschaft sein, wie sie unter Wissenschaftlern gelegentlich vorkommt, oder aber Aranzio legte nachdrücklich keinen Wert darauf, im Zusammenhang mit einer von vielen für dubios gehaltenen Operation genannt zu werden. Sicherlich haben jedenfalls die Kollegen Tagliacozzis an der Universität von Bologna von Aranzio gewußt. Es ist denkbar, daß Tagliacozzi nicht nur in eitler Weise eigenen Ruhm suchte, sondern auch ganz bewußt die Konsequenzen einer öffentlichen Behandlung dieser umstrittenen Thematik ganz auf sich nehmen wollte. Er war der Mann, der sich mit seinem ausgeprägten Selbstbewußtsein, mit seinem hohen wissenschaftlichen Rang und seinen einflußreichen Freunden zutrauen konnte, dem Unmut der Finsterlinge Widerstand zu leisten.

Spätere Beobachter waren immer wieder erstaunt darüber, welche Mühe sich Tagliacozzi in seinem Werk gegeben hatte, um die Bedeutung der äußeren Erscheinung und die Wichtigkeit einer intakten Nase hervorzuheben. Seitenlang redet Tagliacozzi mit Engelszungen, um nur ja diese Operationen ausreichend zu begründen. Er hatte das ganz sicher zutreffende Empfinden, daß es großer Anstrengungen bedurfte, um vorhandenes Mißtrauen abzubauen. Dabei konnte er sich nicht auf die heute bekannten Zusammenhänge von Seele und Körper berufen. Die damaligen Vorstellungen über geistig-körperliche Zusammenhänge lassen sich gut durch ein Zitat aus der Schrift ,,The Anatomy of Melancholy" des angelikanischen Pfarrers Robert Burton illustrieren, die 1621 veröffentlicht wurde. ,,Die Seele ist unsterblich. Aus nichts geschaffen und so dem Kind oder Fetus im Mutterleib 6 Monate nach der Empfängnis eingegossen." Die Seele, von der Burton sprach, war zwar unteilbar und doch eine Art Dreieinigkeit. Bei den drei Teilen handelte es sich um die vegetabile, die rationale und die sensible Seele, ,,die an Würde so weit über der anderen steht, wie ein Tier einer Pflanze vorgezogen wird, da sie jene vegetalen Kräfte in sich schließt". Sie wird definiert als ,,ein Akt eines organischen Körpers, durch welchen er lebt, Sinnesempfindungen, Eßlust, Urteil, *Atem* und Bewegung hat". Die Wiederherstellung eines Riechorgans, durch das man atmete, mußte eine Manipulation an der Seele sein.

Dem Klerus von Bologna erschien Tagliacozzis Arbeit als freventlicher Eingriff in die Vorrechte des Schöpfers. Aber solange der Chirurg am Leben war, wagte die Geistlichkeit es nicht, sich mit ihm, und noch weniger mit seinen Freunden, anzulegen.

1599 starb Tagliacozzi. Nach seiner Bestattung im Kloster des Heiligen Johannes des Täufers hörten die Nonnen mehrere Wochen lang eine Stimme, die verkündete, daß er der ewigen Verdammnis verfallen sei. Jetzt konnte ihn niemand mehr schützen, denn für die Angelegenheiten des Jenseits war die Kirche zuständig. Seine Leiche wurde aus der Gruft geholt und in ungeweihter Erde verscharrt. Obwohl seine Universität nie aufhörte, ihn zu verehren, blieb der Ort, an dem Tagliacozzi begraben wurde, bis heute unbekannt.

,,Nach seinem Tode im Jahre 1599", schreibt Zeis, ,,ehrte der Magistrat von Bologna sein Andenken durch eine Statue im anatomischen Theater der Universität, die noch heute vorhanden ist ... Mögen immerhin einzelne auf Tagliacozzi schmähen, sein Buch langweilig finden, seine Schreibart verwirrt nennen, ihn selbst für eitel halten, weil 13 Lobgedichte seinem Buch vorgedruckt sind, man nehme es nur zur Hand, und man wird sich überzeugen, daß Tagliacozzi gründliche physiologische Kenntnisse besaß, (und) mit Geschmack und Enthusiasmus schrieb."

Mit dem Tode von Tagliacozzi verschwindet für mehr als zweihundert Jahre jede bewußte Behandlung der Probleme der Plastischen Chirurgie aus der medizinischen Literatur. Was er begonnen hatte, versinkt im Vergessen. Was er ausgeführt hatte, taucht nur als unterhaltsamer Jux gelegentlich wieder auf. Über hundert Jahre nach seinem Tod schreibt Samuel Butler:

„So learned Taliacotius from
the browny parts of Porters Bum
cut supplemental Noses, which
would last as long as Parent Breech.
But when the Date of Nock was out,
Off dropt the sympathetic snout."

(Der Tagliacozzi war gescheit,
Schnitt Nasen aus des Knechtes Hintern,
Und diese Zaubernase klebte,
Solange Papa Podex lebte.
Doch legt der Knecht den dann ins Grab,
Da fiel auch gleich die Nase ab.)

Unter welchen obskuren Umständen die Erinnerung an bereits ausgeführte Hautlappenplastiken überliefert wird, illustriert das Protokoll der peinlichen Befragung der „hochbetagten Nonne Aria Renata" in einem Hexenprozeß in der Mitte des 18. Jahrhunderts: „So habe sie sieben heilige konsekrierte Hostien, erstaunlich veruneheret", indem sie 2 in den Armen, 2 in den Füßen *„eingeheilet"*, je eine in das secret und in den See geworfen, die letzte endlich in die Hexenzunft oder Tanz mitgenommen. — Wie oder auf was Weise sie eingeheilet ? — Mit einem Federmesser hätte sie Schnitt in Arme und Beine gemacht, die heiligen Hostien in die Haut, so sie aufgelöset, geleget und solche eingeheilet. Sie hätte entsetzliche Schmerzen ausgestanden, bis die Wunden verheilt waren. Die Narben zeigte sie vor." (Berichtet von dem Abgeordneten A. Memminger nach Einsicht der Prozeßakten.) Eine konsekrierte Hostie war nach geltender Überzeugung tatsächlich der Leib des Herrn. Es handelt sich also um die Vorstellung von einer „schänderischen" Geweberverpflanzung.

In Europa brennen Scheiterhaufen. Überall sucht man nach Hexen, Teufeln und ihren Malen. Kaum 40 Jahre nach Tagliacozzis Tod verfaßt der Leibarzt Richelieus, Pillet de la Mesnardière, anläßlich der Exorzismen von Loudun eine Liste mit den Körperteilen, in denen die verschiedenen Teufel sitzen. Schwester Claire de Sazilly hat „Sebulon in der Stirn — Naphtali im rechten Arm — Sans-Fin, alias Grandier von den Herrschaften unter der 2. Rippe rechts — Elymi an der Seite des Magens — Feind der Jungfrau im Genick. Elisabeth Blanchard hat einen Teufel in jeder Achselhöhle und einen anderen mit dem Namen Kohle der Unreinheit in der linken Hälfte des Gesäßes. Andere unter ihrem Nabel, unterhalb des Herzens und unter der linken Brustwarze, Hundeschwanz von der Ordnung der Erzengel im Magen."

Das schreibt ein anerkannter Arzt. Es ist nicht verwunderlich, daß ein Fachgebiet wie die Plastische Chirurgie, das die Teile des sichtbaren

Körpers als veränderbar erklärt, vor solchem bestialischen Schwachsinn in die Auflösung gedrängt wird.

„Im Anfang des 18. Jahrhunderts hielt man", schreibt Zeis, „Tagliacozzis Kunst für reine Fabel. Niemand hatte den Mut, Versuche nach den Anweisungen Tagliacozzis anzustellen". Lorenz Heister (1683—1758): „Wie eine ganz abgehauene oder abgeschossene Nase mit anderem Fleische wieder könne ersetzt werden, hat zwar Tagliacozzi in einem besonderen Traktat weitläufig beschrieben und mit vielen Figuren glaublich zu machen getrachtet, es wird aber solches bisher für unmöglich oder inpraktikabel gehalten." 1742 verwirft die Pariser Akademie der Medizin unter dem Vorsitz von Dubois und Vandemesse in einer Diskussion über die Frage, ob man Nasen aus dem Arm herstellen könne, ein solches Verfahren als vollkommen unmöglich. „Wissenschaftliche Wahrheit" ist auch damals nur, was Theologie, Philosophie und Vorurteile zulassen.

Wiederentdeckung der Plastischen Chirurgie

Erst im 19. Jahrhundert gelingt es Ärzten wie Graefe, Dieffenbach und Zeis, die bereits vorhandenen praktischen Erfahrungen einer finsteren Vergangenheit zu entreißen. In ihrer Arbeit zeigt sich ein neuer Geist. Man kann nur mit größter Bewunderung ihre Schriften studieren und sich von ihrer tiefen Einsicht in psychische Zusammenhänge, auf die Tagliacozzi mehr als zweihundert Jahre zuvor hingewiesen hatte, beeindrucken lassen. Und doch sind Graefe, Dieffenbach und auch Zeis Kinder ihrer Zeit. Bestimmten Vorstellungen sind sie so wehrlos ausgeliefert, daß sie ihnen immer wieder unterliegen, wie heftig sie sich auch mit den eigenen Vorurteilen auseinandersetzen. Aber gerade weil das so ist, kann man aus ihren niedergeschriebenen Überlegungen Rückschlüsse auf die Plastische Chirurgie im 19. Jahrhundert ziehen.

Carl Ferdinand von Graefe

In seiner Vorrede zur „Rhinoplastik", die Carl Ferdinand von Graefe 1818 (Abb. 10) in Berlin veröffentlicht, schreibt er: „Das Antlitz ist unstreitig der Theil des Menschen, der dessen höhere, über die übrige Schöpfung erhabene Natur insoweit am klarsten verkündet, als sie verleiblicht, als sie in Formen zur Anschauung gelangt. Das Gesicht gibt dem Menschen den Ausdruck seiner Tüchtigkeit, seines individuellen Werthes, es ist der Verräther seiner verborgensten Regungen, der Abglanz seiner Tugenden und das Brandmal seiner Nichtswürdigkeit. Nächst dem Auge ist es aber vorzüglich die Nase, welche durch ihre besondere Gestalt den Gesamtcharakter der Bildung am meisten bestimmt. Ihre Verunstaltungen zerreißen alle Harmonien der edelsten, der schönsten Züge, ihr gänzlicher Mangel erzeugt die traurigste, die widrigste Entstellung. Grinsenden Larven gleich wandeln die Bedauernswürdigen umher, denen mit dem höheren Grade der Verstümmelung auch die Reinheit der Stimme genommen ist; sie bringen überall durch ihr Erscheinen, wie durch den Ausdruck ihrer Sprache nur Abscheu und Grauen hervor. Sich dessen bewußt, fühlen diese Unglücklichen das Niederdrückende ihrer Lage hundertfach; auf immer sehen sie ihres Daseyns heitern Stern verblichen, und physisch wie moralisch gebeugt eilen sie oft rasch zum Grabe, um des freudlosen Lebens lästige Bürde früher von sich zu werfen ... Wir sehen Menschen an Krücken mitleiderregend einhergehen; dieser Eindruck hindert sie aber nicht, heiter und froh im geselligen Kreis zu erscheinen, wo sich ein jeder für verpflichtet hält, ihnen um so zuvorkommendere Aufmerksamkeit zu bezeigen. Der Gesichtsverstümmelte hingegen, der mit theilweiser Maske das

Fehlende unnatürlich deckt, erregt um so grausendere Vorstellungen, als die Einbildungskraft immer da am geschäftigsten wird, wo ihrem Treiben durch keine geoffenbarte Wahrheit ein begränzendes Ziel gesetzt ist ...

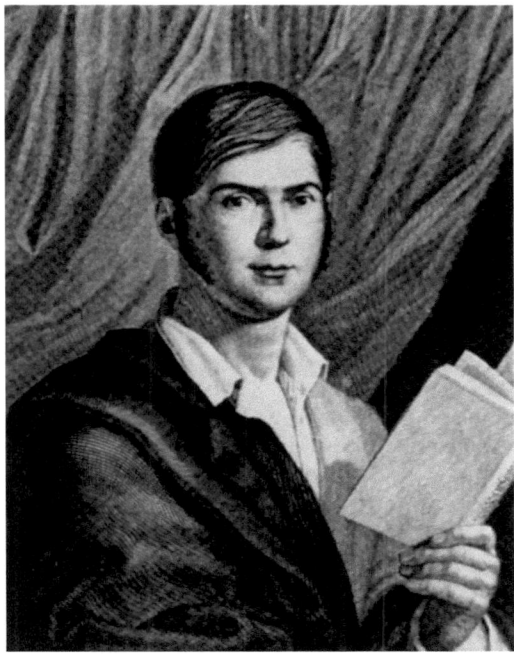

Abb. 10. Carl Ferdinand v. Graefe, 1787—1840

Die Heilkunst erringt nach der gegebenen Ansicht ihren schönsten Sieg, wenn sie lebend erschafft, was mit todten Formen doch immer verloren bliebe ... wenn sie dem widrig entstellten Gesichte die Harmonie der Formen zurückgibt; wenn sie den Menschen wieder zum Menschen gesellt ... Der so hohe Grad, zu welchem die Heilkunde in obigem Bezuge das individuelle Glück des Menschen zu fördern vermag, erregte längst meine gespannte Aufmerksamkeit."

Besser läßt sich das Wesen der Plastischen Chirurgie auch heute kaum formulieren.

Übrigens deutet die Differenziertheit der damaligen operationstechnischen Bezeichnungen darauf hin, daß sich diese gedankliche Klarheit nicht nur auf die psychischen Implikationen der Plastischen Chirurgie bezog. So wurde der gestielte Hautlappen vom freien Hauttransplantat, besser als heute, durch eine eindeutige Nomenklatur unterschieden. Der Oberbegriff war „*propago*", der gelöste Hautlappen hieß „*tradux*", und der Hautlappen mit einer Brücke wurde „*nutrix*" genannt.

Natürlich geht es auch bei Graefe und seinen Zeitgenossen immer noch um den Wiederersatz von Verlorenem, um die Wiederherstellung eines ursprünglichen Zustands und nicht, wie heute sehr oft, um die Verbesserung von bereits Vorhandenem. Graefe glaubt noch, daß ein intaktes Gesicht von vornherein ein Verräter der Seele sein müsse. Aber eines weiß er ganz sicher, daß es dem plastischen Chirurgen um das „individuelle Glück des Menschen" zu gehen hat. An diese Formulierung sollte man sich vor allem in einer Zeit erinnern, in welcher der plastisch-chirurgische Eingriff recht oft damit motiviert oder entschuldigt wird, der Betroffene müsse „wieder in den Arbeitsprozeß eingegliedert" und „der Allgemeinheit dienstbar gemacht werden", oder was immer die Maßstäbe dieser allgemeinen Nützlichkeit sein mögen.

Wahrscheinlich ist Graefe der eigentliche Wiederentdecker der Plastischen Chirurgie, der das Tagliacozzische Verfahren, wie er schreibt, „dem Mittelalter" der Plastischen Chirurgie entriß. „Bekannt mit den Irrungen, zu welchen ganze Menschengeschlechter durch die Sucht, von einem Extrem auf das entgegengesetzte überzuspringen, so äußerst leicht geführt werden, konnten mich alle jene Umstände (Diffamierung der Tagliacozzischen Methode) nicht abhalten, Tagliacozzis Urschrift bereits in den früheren Jahren meiner Lehrzeit genau zu prüfen. Bald gelangte ich durch die Art der Darstellung, die Ausführlichkeit, mit welcher die factischen Momente entwickelt sind, zur festen Überzeugung, daß dem Verdienste Tagliacozzis unverzeihliches Unrecht geschehen sey, daß man nicht verstanden, oder die Ausführung seiner Vorschriften für zu schwierig gehalten und im letzteren Falle den weit leichteren Theil, den nemlich gewählt habe, Spott und Tadel auf die fremden Vorzüge auszuschütten, um die eigenen Schwächen nach Möglichkeit verborgen zu halten. Mein Glaube an die Realität des Tagliacozzischen Verfahrens bewog mich schon im Jahre 1811 zu dem Versuche, einem Mädchen die fehlende Nasenspitze aus den häutigen Seitentheilen wiederherzustellen."

Tagliacozzis Schrift hatte mehr als zweihundert Jahre nach ihrer Veröffentlichung den Leser gefunden, für den sie gedacht war. Graefe unternimmt das Wagnis eines Versuchs, nicht nur, weil er ein genialer Handwerker ist, sondern weil er das geistige Format dazu mitbringt. Im Hinblick auf diesen Mann erscheint eine Berichtigung der geschichtlichen Betrachtung am Platze. Noch Zeis wirft Graefe 1838 vor, er habe sich mit fremden Federn geschmückt. Offensichtlich hat Zeis zwar die operative Technik von Graefe sehr exakt studiert, ihm ist dabei aber der deutliche und selbstlose Hinweis auf Tagliacozzi entgangen. Nach Zeis ist es nämlich der Engländer Carpue, der die Rhinoplastik in Europa einführte. Zeis berichtet selbst, daß Carpue, dem aus Indien von solchen Operationen berichtet worden war, erst in den Jahren 1814 und 1815 derartige Eingriffe machte. (Operativer Nasenersatz durch Stirnhaut.) Carl Ferdinand von Graefe hatte aber schon 1811 nach Tagliacozzis Anweisungen seine erste Rhinoplastik ausgeführt. (Operativer Nasenersatz durch gestielte Hautlappenplastik vom Oberarm.)

Zur gleichen Zeit wurden also in verschiedenen Teilen Europas Berichte über die Durchführbarkeit solcher Operationen für möglich gehalten. Die beiden Informationswege von Sizilien und Bologna bis auf Graefe und von Indien über England bis auf Carpue vereinigten sich im 19. Jahrhundert. Die Plastische Chirurgie war nicht wiedererfunden worden, sondern die Zeit war reif für sie.

Johann Friedrich Dieffenbach

Einer der geschicktesten und einfallsreichsten Operateure des 19. Jahrhunderts, Johann Friedrich Dieffenbach (Abb. 11), schreibt: „Ein

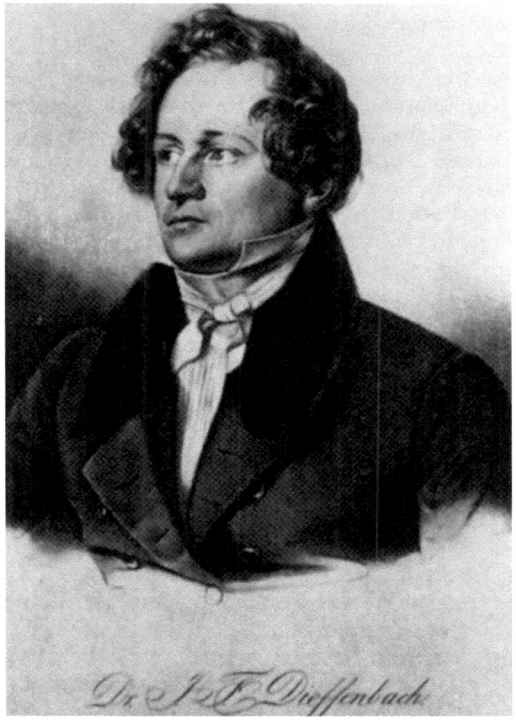

Abb. 11. Johann Friedrich Dieffenbach, 1792—1847

Blinder erregt Mitleid, aber ein Mensch ohne Nase Abscheu und Entsetzen. Und dazu ist die Welt noch gewohnt, diese unglückliche Entstellung als eine gerechte Strafe der Schuld zu betrachten. Es ist überhaupt die Eintheilung der Krankheiten oder vielmehr ihrer Folgezustände in verschuldete oder unverschuldete höchst sonderbar. Der Unglückliche, welcher die Nase verloren hat, findet kein Mitleid, am wenigsten bei Frömmlern, Homöopathen und Heuchlern ... Es wird von der Welt nicht weiter untersucht, ob die Nase verloren ging, weil ein Balken darauf fiel, oder ob Skropheln oder Syphilis sie zerstörte."

Dieffenbach macht mit diesen Worten einen großen Ansatz, die stigmatisierende Bedeutung bestimmter Entstellungen wenigstens moralisch in Frage zu stellen. Es ist ihm sehr ernst damit, und es entspricht dem menschenfreundlichen Liberalen, als der er geschildert wird, daß er sich empört von den Vorurteilen seiner Zeit zu befreien versucht. Und doch, zu sehr lebt er selbst noch in ihnen. Sein großer Anlauf mißlingt. Unter der Hand verkehrt sich ihm die eigene leidenschaftliche Argumentation gegen Uneinsichtigkeit in eben jenes Vorurteil, gegen das er zu Felde zieht. Wenn er klagt, die Welt mache sich nicht die Mühe zu unterscheiden, ob eine Nase durch einen Balken oder die Lustseuche verlorenging, hat er sich, ohne es zu merken, wieder den Maßstäben seiner Zeit unterworfen. Er glaubt also doch, daß dies nicht ganz gleichgültig sei.

Andererseits weiß dieser geniale Praktiker sehr genau, worum es geht. ,,Jeder Kunstverständige, der Herrn Groth (ein Patient, an dem er die Rhinoplastik ausgeführt hatte) in dieser Zeit sah, drückte eine freudige Theilnahme über die gute Form der restaurierten Nase aus. Doch war diese noch weit von meinem Ideal entfernt." Konsequenterweise operierte er den Patienten noch einmal. ,,Die ganze Form der Nase übertraf jetzt meine kühnsten Erwartungen."

Dieffenbach identifiziert sich geradezu mit dem Wunsch des Patienten nach einer intakten äußeren Erscheinung und geht dann daran, die Stirnnarbe operativ zu korrigieren und die Form der Nasenlöcher zu verbessern. Offensichtlich hängt vom Ergebnis auch sein eigenes Glück ein wenig ab.

Recht bezeichnend ist eine andere Krankengeschichte: ,,Der Maurergesell A. Wenk, aus Frankfurt an der Oder gebürtig, ein 27jähriger, schlanker, kräftiger junger Mann von blühender Gesichtsfarbe, hatte eine so eigenthümliche Zerstörung des Gesichts erlitten, daß derselbe um jeden Preis den Zutritt zur menschlichen Gesellschaft zu erlangen wünschte, da alles ihn floh und als einen ruchlosen, der die Zeichen der Schuld an sich trage, der er aber durchaus nicht zu sein schien, betrachtete. Die Nase war vollkommen zerstört, und der Maurer behauptete glaubwürdig, dies sei nicht die Folge der Syphilis, sondern eines Sturzes. Man mußte ihm glauben, denn er war ein sehr wahrhafter, redlicher, aber eigensinniger Mensch. Uns war der Grund vollkommen gleichgültig." Man vergleiche eine solche Beschreibung mit der Dürftigkeit unserer Krankengeschichten.

Nach dem operativen Eingriff heilte ein nasenähnliches Hautstück an. Der Maurer war dieses Erfolges wegen überglücklich, nicht so Dieffenbach: ...,, doch wurde der Mann, *der sich jetzt schon für glücklich hielt* (im Original nicht kursiv), halsstarrig. Unzugänglich gegen alle Vorstellungen ließ er mir nicht die Freude, sein Aussehen noch mehr verbessert zu haben." Nun, schließlich ärgert sich nicht nur Dieffenbach über den in der Medizin häufig anzutreffenden Mißstand, daß sich Laien ein Urteil über ihr eigenes Wohlbefinden erlauben. Allerdings wußte er auch damals schon, daß die subjektive Einschätzung des Wohlbefindens in der Plastischen Chirurgie der entscheidende Faktor ist.

Carl Zeis

Eine Fundgrube für zum Teil reflektierte, zum Teil unbewußte Anmerkungen über die Plastische Chirurgie im 19. Jahrhundert ist das „Handbuch der Plastischen Chirurgie", das Carl Zeis 1838 veröffentlicht.

Programmatisch ist die Einleitung: „Die Plastische Chirurgie ist derjenige Teil der operativen Chirurgie, welcher sich mit dem organischen Wiederersatz zerstörter Theile beschäftigt." Oder: „Viele Schwierigkeiten fand ich darin, die Grenze der Plastischen Chirurgie zu bestimmen ... So sind z. B. die Operationen zur Vereinigung abnorm getrennter Theile, die der Hasenscharte und der Gaumenspalte weggeblieben, weil sie nur in der Vereinigung von Spalten bestehen, aber neue Partien durch sie nicht gebildet werden."

Die Beseitigung solcher Mängel gehört nach Zeis nicht zu den Aufgaben der Plastischen Chirurgie, weil dabei keine verlorengegangenen Teile wieder organisch hergestellt werden. Eine Verbesserung der äußeren Erscheinung und die dazu notwendige Technik bestimmen noch nicht den akzeptierten Rahmen. Außerdem gibt es — selbst bei einem so aufgeklärten Wissenschaftler wie Zeis — noch ein wenig Unbehagen bei dem Gedanken, an der „vorgesehenen" Erscheinung des Menschen zu operieren. Zeis fühlt, daß eine solche Absicht einer besonderen Einlassung bedarf. „Niemals aber vermag die Kunst das vollkommen wiederherzustellen, was die schaffende Natur nach den wunderbaren Gesetzen der Bildung erzeugt hatte."

Und: „Naturgesetze lassen sich durch Menschen nicht abändern. Man beachte den physiologischen und pathologischen Vorgang, baue darauf seinen Operationsplan mit Benutzung dessen zu unserem Vortheil, was uns sonst schaden könnte, und man wird im Handeln glücklich sein." Und schließlich ein Zitat mit fast apologetischem Charakter: „Fast niemals wird die Plastische Chirurgie durch solche, das Leben in Gefahr setzende Krankheiten indiziert. Deshalb ist sie der übrigen Chirurgie aber nicht untergeordnet, denn wenn jene das Leben erhält, so schafft sie das Lebensglück *wieder* (im Original nicht kursiv). Sie entläßt ihre Kranken in einem verbesserten, einem vollkommeneren Zustand, als sie sie erhielt, sie rettet nicht das Leben des Individuums, wohl aber das einzelner Organe, und stellt die gestörten Funktionen wieder her." Damit einige der Funktionen, um die es geht, nicht doch wieder in den Verdacht geraten, man wünsche ihre Wiederherstellung nur aus Gründen der Eitelkeit, wie bei der Nase, führt Zeis dies näher aus. Zuerst schildert er äußerst detailliert und geradezu liebevoll die verschiedenen Arten, sich die Nase zu putzen, dann fährt er fort: „Dies alles kann man nicht vollbringen, wenn man keine Nase hat, und man lernt das Glück, sich die Nase schneutzen zu können erst recht schätzen, wenn man sieht, mit welchem Vergnügen sich ein Mensch, dem man die Rhinoplastik gemacht hat, zum ersten Mal wieder, so wie er es wohl früher, aber lange Zeit nicht mehr gekonnt hat, durch Ausschneutzen Luft in der Nase verschafft."

An anderer Stelle sagt er in einem ähnlichen Zusammenhang: „... aber was das größte ist, sie (die Patienten) brauchen sich nicht mehr in Schlupfwinkeln vor den übrigen, ihren Anblick fliehenden Menschen zu verbergen ... Aus der menschlichen Gesellschaft ausgestoßen, ohne die Möglichkeit eines Erwerbs in Kummer und Not schmachtend, gehen solche Unglückliche mit Muth und Freudigkeit, voll Hoffnung auf eine Verbesserung ihres Aussehens und ihres Schicksals zur Operation."

Das Zitat zeigt, daß Zeis sehr genau mit den psychologischen und sozialen Konsequenzen solcher Entstellungen vertraut ist, aber er sieht zugleich die Notwendigkeit einer außergewöhnlich drastischen Schilderung der Lebensumstände, um derartige Eingriffe zu rechtfertigen. Einerseits polemisch, andererseits mit tiefer Einsicht, stellt er außerdem fest, man könne nicht sagen, was schlimmer sei, keine Nase im Gesicht zu haben oder blind zu sein. So überspitzt ist diese Behauptung von Zeis nicht, wie sie auf den ersten Blick erscheinen mag. In seiner Untersuchung über das Stigma zitiert Erving Goffman einen Blinden, der sagt: „Einige Unzulänglichkeiten, wie die Unfähigkeit, menschliche Liebe zu akzeptieren, was effektiv das Lebensglück bis zum Verschwinden vermindern kann, (sind) eine weit schlimmere Tragödie als Blindheit."

Aber auch Zeis unterwirft sich, ähnlich wie Dieffenbach, den Vorurteilen seiner Zeit, gegen die er eigentlich antreten will. „Wir werden in der Folge mehrfache Gelegenheit haben, auf den Werth einer Nase zurückzukommen und zu schildern, wie unglücklich jemand durch den Mangel derselben ist, um so mehr, wenn er sich den Vorwurf zu machen hat, durch eigene Schuld um dieselbe gekommen zu sein." Gemeint kann doch nur Unachtsamkeit sein. Aber wahrscheinlich denkt Zeis eben doch seiner Zeit gemäß an Ehrenhändel oder an die Syphilis. Er wird aber noch deutlicher: „... der Nichtarzt weiß diesen Unterschied nicht zu machen, und auch der Schuldlose erfährt häufig von den Menschen, mit welchen er umgehen muß, Kränkungen, die ihn bald dahin bringen, daß er sich, um diesem Verdachte zu entgehen, gänzlich in tiefe Verborgenheit zurückzieht." Für Zeis als Arzt ist es gar keine Frage, daß man auch dem „Schuldigen" helfen muß. Aber er wehrt sich dagegen, daß der „Schuldlose" verdächtigt wird. Und in der Art, wie er es tut, gibt er zu, daß auch für ihn zwischen Schuld und äußerlicher Entstellung noch ein Zusammenhang besteht.

Die Sünde der Eitelkeit war für Zeis und seine Zeitgenossen eine unbezweifelte Tatsache. Über ein 16jähriges Mädchen, das seine Nase durch Tuberkulose verloren hatte, „so daß man in eine tiefe Höhle hineinsah", schreibt er: „Die große Eitelkeit der Kranken ... gab ihr Muth, die Operation auszuhalten". Beinahe aggressiv wird er, wenn es um den operativen Ersatz des Praeputiums geht. Hier werden auch noch die pseudoreligiösen Vorurteile seiner Zeit aufgenommen: „Ein noch höherer Grad von Eitelkeit, als zur Ohrbildung nötig ist, gehört dazu, um sich eine Vorhaut wieder bilden zu lassen. Sie ist ein so unwesentlicher Teil, und man gewöhnt sich an ihren Verlust so leicht, daß eine dringende Veranlassung zu dieser Operation wohl niemals vorhanden ist. Doch scheint es nach einer von Jessinius Jessen gethanen Äußerung zu urteilen, als ob bisweilen Juden, die sich taufen ließen, auch dieselbe Ähnlichkeit mit ihren früheren Glaubensgenossen abgelegt, und sich

eine neue Vorhaut hätten bilden lassen." Zeis leitet den letzten Satz mit
„Doch" ein, was den Eindruck vermittelt, als könne er sich zur Not
bereit finden, dieses Motiv zu akzeptieren. Dabei hat er mit seiner
universalen Geschichtskenntnis gewußt, daß in der Regel der Grund
ein ganz anderer war: Juden ließen sich die Vorhaut ersetzen, um in
bestimmten Situationen nicht umgebracht zu werden. Ähnlich etwa, wie
gewisse Nasenkorrekturen zur Zeit des Nationalsozialismus gewünscht
und ausgeführt wurden. Er selbst schreibt nämlich an einer ganz anderen
Stelle: „Schon zu Zeiten der römischen Kaiser sollen sich die Juden, um
sich den Verfolgungen zu entziehen, das Praeputium durch eine Operation wieder haben bilden lassen." Jedenfalls ist ihm gar nicht wohl, den
Tatbestand erwiesener Eitelkeit als Motiv so einfach hinzunehmen.
„Wir wollten nur die Wichtigkeit der Plastischen Chirurgie vor die Augen
treten lassen. Man wird aus dieser Schilderung ersehen, daß nicht
Eitelkeit allein Kranke bewegen kann, plastische Operationen an sich
verüben (im Original nicht kursiv!) zu lassen."

John Peter Mettauer

Das Vorurteil beherrscht aber nicht nur Europa. Der Nordamerikaner John Peter Mettauer, der die Schriften Graefes kennt, in eigenen
Ausführungen auf dessen Gaumenspaltenoperationen hinweist und in
einer Arbeit aus dem Jahre 1830 seine Hypospadie-Operationen beschreibt, läßt in dem, was er sagt, durchblicken, wie es in der Neuen Welt
mit der Plastischen Chirurgie steht. Er hebt klar heraus, daß es nicht
nur um die Behebung dramatischer Schäden zu gehen habe, sondern
auch um eine Verbesserung des Wohlbefindens und um das Selbstwertgefühl des Patienten. Überraschend ist die Einsicht, daß eine nach objektiven Maßstäben gelungene „Verschönerung" nicht in jedem Falle
den Patienten zufrieden machen muß. Da er von den komplizierteren
psychologischen Vorgängen noch nichts wissen konnte, muß ihm eine
außergewöhnlich scharfe Beobachtungsgabe zu diesem Urteil verholfen
haben.

„Viele dieser Operationen werden als zweifelhafte Versuche eines
Chirurgen angesehen, der mit seinen schwachen Kräften versucht,
Mängel zu beheben oder das Werk unendlicher Weisheit zu verbessern.
Solche Versuche werden vielleicht für überflüssig gehalten, weil sie
gelegentlich darauf abzielen, einen Menschen vor allem schöner zu
machen, ohne ihn wesentlich zufriedener machen zu können. Ich überlasse es jedem Chirurgen, nach dem eigenen Gefühl zu entscheiden. Was
aber mich angeht, so bin ich entschlossen, es mit Vorurteilen und Unwissen aufzunehmen, bei dem Bemühen, einen natürlichen Formfehler
zu beheben, um damit das Glück und die Zufriedenheit eines Mitmenschen, wenn auch kaum merklich, zu vergrößern. Wenn ich nur ein
bescheidenes Werkzeug sein kann, um der Schönheit jene Anmut
wiederzugeben, ohne die in vielen Fällen, die wir kennen, das Leben eine
Szene endloser Trübsal ist. Wenn mir das gelingt, bin ich entschädigt
für die Lächerlichkeit und den Hohn, dem mich Kurzsichtigkeit und
Fanatismus aussetzen."

Dispens im Krieg

Der Krieg 1870/1871 und die zwei Weltkriege stellen die Chirurgen vor Aufgaben, die sie nie zuvor, weder nach Schwierigkeit noch an Zahl, kennengelernt hatten. Die Plastische Chirurgie sammelt in dieser Zeit die entscheidenden Erfahrungen. Der Nahkampf im 1. Weltkrieg, die ausgeklügelte Raffinesse moderner Kriegswaffen im 1. und vor allem im 2. Weltkrieg verursachen Verletzungen von einer bis dahin unbekannten Vielfalt.

Auf Reverdin, Thiersch, Ollier, Wolfe und Krause aufbauend, geben einzelne hervorragende Operateure der Plastischen Chirurgie Gewicht und Richtung: Der Amerikaner Davis, der Franzose Morestin, der Engländer Gillies und der Deutsche Lexer gehören zu den wichtigsten. Die Entwicklung wird komplex, der internationale Gedankenaustausch beginnt, die verschiedenen Schulen beeinflussen sich gegenseitig. Vielleicht ist aber die Möglichkeit einer ausgedehnten Kriegspraxis nicht einmal das allein entscheidende Moment für die Befreiung der Plastischen Chirurgie.

Ein anderes Phänomen kommt hinzu: Im Krieg geht es vor allem darum, denen zu helfen, die im „Dienst am Vaterland" ihre Gesundheit verloren haben. Bei diesen Kriegen scheint niemand auf der falschen Seite zu sein. Gott und, noch wichtiger, die nationale Idee sind mit jedem Kombattanten. Die erlittene Entstellung hat plötzlich keinen Strafcharakter mehr. Sie ist viel eher Ausdruck des Heldentums und der Pflichterfüllung. Unter diesem Aspekt gibt es plötzlich keine Barrieren mehr im gesellschaftlichen Bewußtsein gegenüber einem Fach, das dem Schicksal in den Arm fällt. Die kämpferische Auseinandersetzung wird auf beiden Seiten als „heilige Pflicht" aufgefaßt. Man ist nicht nur berechtigt, sondern gehalten, den ursprünglichen, von Gott gewollten Zustand „wiederherzustellen", so gut es geht. „Die Wunden der Trauer", die dann zu „Narben des Stolzes" werden, sind akzeptiert. Bei der Anstrengung um Wiederherstellung der Kriegsopfer mag ein wenig das schlechte Gewissen mitspielen, sich auf eine so unglaublich grausame Art der Auseinandersetzung allzu unbekümmert eingelassen zu haben.

Frank McDowell versieht in großer Einsicht einen historischen Leitartikel über die Erweiterung der Kenntnisse und Operationstechnik bei Hauttransplantaten mit dem Titel: „Wars and Skingrafting: from Bismarck to Hitler". Er schreibt: „Die Geschichte der Hautverpflanzung ist verwoben mit den Kriegen dieser Zeit."

Überspitzt, aber zutreffend, schreibt Passot im Jahre 1919, als er über die Widerstände gegen anaplastische Eingriffe reflektiert: „Dann hat das ungeheure Ausmaß wiederherstellender Gesichtschirurgie während des letzten Krieges die letzten Bedenken beseitigt und gerade die Leute zum Nachdenken gebracht, die erklärt hatten, wenn sie sich schon ihr Gesicht verstümmeln lassen müßten, dann lieber von einem Schrapnell und nicht vom Messer eines plastischen Chirurgen." Viele der damaligen Chirurgen fühlen eine Pflicht zur Wiedergutmachung gegenüber den Hunderttausenden von gesunden jungen Menschen, die von der Politik in ihr Unheil getrieben wurden.

In dieser Zeit lernt eine Elitetruppe plastischer Chirurgen in vielen Ländern nahezu alles, was es bis dahin über die Reaktionen von organischem Gewebe, über Form und Funktion zu lernen gibt. Sie werden auf ihre Weise zu nationalen Heroen, die später, auch wenn sie sich um die immer noch diffamierten rein anaplastischen Verfahren bemühen, kaum angreifbar sind.

Dennoch laufen bis heute das Erbe einer unaufgeklärten Vergangenheit und praktische und gedankliche Leistungen der Plastischen Chirurgie nebeneinander her. Hatten die Kriege eine Art chirurgisch Privilegierter geschaffen, so war das Unbehagen an derartigen Eingriffen noch nicht verschwunden, sondern nur momentan überstimmt. Die Jahrhundertwende hatte auf diesem Gebiet nicht viel geändert. Der Krieg war nur eine Ausnahmesituation. Lexer berichtet: „... Religionseifer spukt aber heute noch. So verhetzte man meine ersten Kranken, an denen ich große Knochen- und Gelenktransplantationen aus amputierten Gliedern vorgenommen hatte. Es bedurfte energischen Auftretens, um die Folgen abzuwenden. Nur bei einem polnischen Juden, der wegen des Einheilens eines christlichen Knochens durch religiöse Zweifel in schwere Neurose verfiel, mußte ich die Amputation vornehmen, trotzdem die Ausheilung mit voller Gebrauchsfähigkeit des Beines und normaler Beweglichkeit des Kniegelenkes vonstatten gegangen war. Und dies 1906 und 1908!"

Im gleichen Jahr, in dem Lexer das Beispiel der religiösen Skrupel eines Juden erlebt, schreibt ein satyrischer Kolumnist, verkleidet als dichtender Berufsoffizier, in der damals als besonders fortschrittlich und liberal geltenden Zeitschrift „Jugend":

„Fortschritt von Wissenschaft — ja janz schön,
Welt jeschenkt manches Jroße ...
Aber mitunter auch, muß jestehn,
Doch höchst bedenkliche Chose!

Lese da beispielsweise (Leipzjer Blatt),
Daß jetzt nach langem Studieren,
Mittel und Weje jefunden hat,
Nasen zu korrigieren! (im Original kursiv)

Photojraphisch belegt: — Skandal! —
Macht krummsten Judenschnabel
Schnurjrad wie ein Lineal! —
Wirklichkeit! Keine Fabel.

Wird bald von jradnäs'gen Herren Kohn,
Blumenthal, Veitel, Itzig
Wimmeln! — Scheusslich! Der reine Hohn!
Finde janz aberwitzig!

Fehlt nur, daß Mauschels noch Beine sich
Jrad korrigieren lassen!
Wird schon noch kommen. Sicherlich!
Jilt, dann, scharf aufzupassen!!"

Wieder erklingt die alte Weise: Das Gesicht ist ein Ausweis, und die Plastische Chirurgie betreibt Fälschung, die Nasenkorrektur ist ein täuschendes Manöver, vor dem sich der Arglose in acht zu nehmen hat. Die Ansicht ist kaum überraschend, wenn man sich die Geistesverfassung der damaligen Medizin vor Augen führt. Wir fallen immer wieder tendenziösen historischen Vorstellungen zum Opfer, weil in der Regel nur die Werke jener Wissenschaftler überliefert und später wieder registriert werden, die durch ihre Voraussicht über ihre Zeit hinausragen und auch noch für uns Gültiges mitteilen. Wir können zwar die Plastische Chirurgie nach ihren namhaften Vertretern beurteilen, die eine sehr kleine Gruppe von besonders fortschrittlichen und unerschrockenen Denkern und Praktikern waren, aber sie dürfen nicht als pars pro toto genommen werden. Im Handbuch der Pastoralmedizin von Dr. August Stöhr, das 1909 von der schon damals renommierten Herderschen Verlagsbuchhandlung herausgebracht wurde, stellt Dr. Kannamüller-Freiburg fest: ,,Der Gedanke, daß dämonische Kräfte unter der Maske eines akuten Gelenkrheumatismus oder Typhus sich bergen können, hat für mich wenigstens etwas viel Bestechenderes, insofern sich eben der dämonische Intellekt unter solchem Trugbild als feiner und raffinierter operierend darstellt als die Annahme, daß die Einwirkung feindlicher übernatürlicher Gewalten sich immer nur auf außergewöhnlichen, von dem natürlichen Verlauf der Dinge abweichenden Bahnen bewege. Die Erkenntnis solcher Krankheitszustände als dämonischer dürfte dann allerdings lediglich Sache des Theologen sein, für den Arzt unterscheidet sie sich in keiner Weise von den allgemeinen Affektionen der nämlichen Form."

Dieser, wie Kannamüller meint, ,,aufgeklärte" Standpunkt enthält aber natürlich nicht nur schlimmsten Aberglauben. Wollte man diese Gedanken positiv deuten, so könnte man sie auch als eine Vorahnung der erst später erkannten Psychosomatik verstehen.

Vorurteile und Einsicht

Heute wird dem ersten Anschein nach die Lage der Plastischen Chirurgie vom operationstechnischen Fortschritt bestimmt und davon, daß physiologisch-chemische Reaktionen besser erkannt und beeinflußt werden können: Eine Analogie zu dem „Sprung nach vorn", den die Plastische Chirurgie um die Jahrhundertwende und während der beiden Weltkriege durch die Anwendung der Anaesthesie und die Grundsätze von Asepsis und Chemotherapie gemacht hatte. Aber was hier als Parallele erscheint, täuscht über den wirklichen Sachverhalt hinweg. Die Tiefenpsychologie, die Erfahrungen der psychosomatischen Medizin, beides Voraussetzungen plastisch-chirurgischer Indikationsstellungen, leiden noch heute unter ähnlichen Vorurteilen wie die ganze Plastische Chirurgie seit ihrem Bestehen.

Die Stellung der Plastischen Chirurgie im Bewußtsein des Fachmediziners und des Laien hängt davon ab, wieweit sie in der Lage ist, die an sie gestellten Erwartungen zu erfüllen, welche sozialen und persönlichen Motive plastisch-chirurgische Operationen auslösen und wieweit solche Eingriffe im allgemeinen Empfinden gebilligt werden.

Ein wesentlicher Zug der gegenwärtigen Plastischen Chirurgie ist ihre Neigung, die Chirurgie auf eine ganz andere Weise in die Medizin zurückzuführen, als das noch Dieffenbach beschrieben hat: „Sie versöhnt die Chirurgie mit der Medizin, von der sie durch die Bandagenlehre wie durch Barricaden getrennt war." Rudolf Nissen spricht vom „wirklichen Wesen der Chirurgie, das im Grunde nicht mehr ist, als ein therapeutischer Teil der allgemeinen Medizin. Kein Chirurg, der die Möglichkeiten und Grenzen seines Faches nüchtern sieht, wird eine solche Einordnung bekämpfen oder gar sich degradiert fühlen." Die Plastische Chirurgie muß heute, um der zutreffenden Indikation willen, den ganzen Menschen ins Auge fassen, mit seiner Psyche und seinen Lebensumständen. Die Ergebnisse von exakten Forschungen in den angelsächsischen Ländern beweisen, daß irgendwelche naturphilosophischen Ganzheitsideologien nicht mehr ausreichen. Nur die Bereitschaft zur Zusammenarbeit mit den Fachgebieten der Psychologie und der Soziologie kann den ärztlichen Charakter plastisch-chirurgischer Maßnahmen auch in Zukunft sichern.

Klaus Dörner sagt: „Was ist das pathologische Substrat der Plastischen Chirurgie? Hier gilt zunächst allgemein, was auch für den gegenwärtigen Trend der gesamten Medizin zutrifft: Die systemgünstigen Zeiten sind vorbei, in denen man die Begriffe „Krankheit" und „Gesundheit" als polare Gegensätze sauber voneinander unterscheiden konnte. Beide Begriffe werden heute dynamisch und als ineinander verflochten angesehen. Was für die eine Gruppe oder Person Krankheit ist, muß es nicht auch für die andere sein. Ganz zu schweigen vom Trend zur präventiven Medizin und ihren noch unvorhersehbaren sozialen Folgen."

Neue Denkansätze

Martin Kahleyss hat einige Thesen skizziert, die aus dem Blickwinkel der Sozialpsychologie deutlich zeigen, wie die Plastische Chirurgie sich in diesem Zusammenhang neu definiert.

„1. Die traditionellen medizinischen Begriffe reichen zur Erfassung der Probleme, die sich aus der Plastischen Chirurgie ergeben, nicht aus.
2. Die traditionelle Praxis der operativen Medizin ist die Wiederherstellung von Gesundheit und die Erhaltung der Leistungsfähigkeit.
3. Die in der traditionellen Praxis auftauchenden Probleme können mit dem Begriffs-Schema krank/gesund zureichend erfaßt werden.
4. Die Praxis der Plastischen Chirurgie definiert sich aus der Eigen- und Fremdwahrnehmung des Individuums.
5. Die in dieser Praxis auftauchenden Probleme können mit dem Begriffs-Schema zufrieden/unzufrieden zureichend erfaßt werden.
6. Der Versuch, sozialwissenschaftliche und psychoanalytische Begriffe auf die Probleme der Plastischen Chirurgie anzuwenden, ermöglicht eine adäquatere Erfassung dieser Probleme, als die Anwendung der traditionellen medizinischen Begriffe.
7. Die traditionellen Kategorien krank/gesund werden anwendungsmäßig durch den ärztlichen Berufsstand festgelegt.
8. Der ärztliche Berufsstand bestimmt dadurch die Kriterien medizinischen Erfolges selbst — jedenfalls soweit es technisch reproduzierbare Vorgänge betrifft.
9. Die Kategorien zufrieden/unzufrieden unterliegen einer gesamtgesellschaftlichen Bestimmung.
10. Die im Begriffs-Schema zufrieden/unzufrieden lokalisierbaren Erfolge oder Mißerfolge Plastischer Chirurgie entziehen sich daher berufsständiger Bestimmung.
11. Die professionalisierte operative Medizin produziert zugleich mit der Diagnose auch die Indikation.
12. Für die Plastische Chirurgie wird die Diagnose außerhalb der berufsständischen Welt produziert. Die Indikation beruht daher auf Prämissen, die nicht der Kontrolle des Operateurs unterliegen."

Das sind *Denkansätze*, die sich mangels eingehender Forschung noch sehr im Theoretischen bewegen. Dennoch kann der Chirurg, der plastische Operationen ausführt, ihre Berechtigung nicht abstreiten.

Neuer Aberglaube

Bevor ich versuche, die praktische Lage der heutigen Plastischen Chirurgie zu umreißen, soll die allgemeine Stimmung diesem Fachgebiet gegenüber beschrieben werden. Dabei geht es noch nicht um den technischen Stand oder den berufspolitischen Standort dieses Faches, sondern mehr um das, was allgemein geglaubt und vermutet wird.

Es fällt auf, daß die Plastische Chirurgie in den Vorstellungen von Laien immer noch ein Höchstmaß an Aber- und Wunderglauben auf sich zieht. Sie steht heute zwischen einem pseudofortschrittlichen und wundergläubigen Optimismus und der alten Angst, in Abläufe einzugreifen, deren Beeinflussung dem Sterblichen nicht zusteht.

Die irrationale Hemmung, am äußeren Bild des Menschen operativ etwas zu ändern, taucht allerdings auch gelegentlich mit umgekehrtem Vorzeichen auf. Sie kann sich dann in ein Gebot verkehren. Die Stichworte dieser Umkehrung sind: ,,Eingliederung in den Arbeitsprozeß'', ,,Volksgesundheit'' und ,,Gesellschaftliche Verpflichtung''.

Die Gegenwart steht im Zeichen einer sich überschlagenden Verwissenschaftlichung, sagt Horkheimer. Alles ist möglich. Man glaubt an die Reparierbarkeit des Menschen merkwürdigerweise genauso fest wie daran, daß er unfähig sei, etwas anderes als seinen eigenen Untergang zu betreiben.

Für die Plastische Chirurgie hat vor allem der Wissenschaftsglaube mit seinem unkritischen Optimismus Bedeutung. Wenn man sich nur Mühe gibt und etwas Zeit und Geld aufwendet — so wird angenommen —, dann sind alle Probleme mit dem Skalpell des Chirurgen zu lösen. Wenn man nur will — so wird versprochen —, dann kann man ohne Schmerz, Anstrengung oder Einsicht etwas an sich unternehmen lassen, was einen befähigt, glücklich zu sein. Trotz offenkundigen Versagens von wissenschaftlichem Management hat es die Propaganda verstanden, die tatsächlichen Leistungen und Möglichkeiten mit einer Pyramide von wahnhafter und simpler Zuversicht zu überbauen. Daneben sind alte Vorurteile, von denen schon die ,,Pioniere'' berichtet haben, erhalten geblieben.

Noch immer wird angenommen, daß der Arzt auf keinen Fall dazu da sei, die Lebenslust des Einzelnen zu erhöhen. Noch immer ist eine Verbesserung der Chancen im Hinblick auf eine erotische Wunscherfüllung durch die Kunst des Mediziners suspekt. Daran hat auch die Erklärung von Pius XII. am 14. 10. 58 nichts geändert:

,,Wenn wir die physische Schönheit in ihrem christlichen Licht betrachten und wenn wir die von der Sittenlehre vorgeschriebenen Bedingungen achten, dann steht die ästhetische Chirurgie nicht im Widerspruch zum Willen Gottes, indem sie die Vollkommenheit des größten Werkes der Schöpfung, des Menschen, *wiederherstellt*.'' (Im Original nicht kursiv.)

Nur von ,,Wiederherstellung'' ist hier die Rede, also von einer Aktion zugunsten eines Schöpfungsplanes, der als bekannt vorausgesetzt wird.

In der gleichen Erklärung erklärt Pius XII.: ,,Vergeßt nicht, tiefer zu blicken als Haut und äußere Form, um den Ort zu erkennen, dessen Schönheit ihr andere lehren sollt zu lieben.''

Es ist unwahrscheinlich, daß der Papst dabei an die für die moderne Plastische Chirurgie bedeutsame Tiefenpsychologie gedacht hat. Er wollte wohl eher wider die Sünde der Eitelkeit reden und davor warnen, die inneren Werte gegenüber einer eitlen Äußerlichkeit zu vergessen.

Dagegen sagt Alexander Mitscherlich mit Recht: ,,Welcher Arzt, der seine Patienten nicht nur als Fälle, d.h. als Anlässe für medizinisch technische Erwägungen, kennengelernt hat, sondern als ihm verwandte, konflikthafte Wesen, mag sich noch mit Plattheiten wie der Eitelkeitsdiagnose abgeben? Aber das allgemeine Vorurteil wird nur langsam abgebaut. Die meisten Patienten können sich deshalb in der Konsultation des Chirurgen kaum unabhängig von solchen Vorurteilen ausdrücken.

Das Wesen sozial wirksamer Vorurteile besteht ganz im Gegenteil darin, daß man sie als durchschnittlicher Zeitgenosse mitdenken *muß*. Das Schuldgefühl, welches ein Patient, der einen anaplastischen Eingriff wünscht, erfährt, mag nicht mehr theologischen Ausdruck finden, aber doch sich im Gefühl bekunden, etwas Unziemliches, vielleicht sogar Unwürdiges zu tun. Der Versuch, die ehernen Naturgesetze zu hintergehen — so meint er —, das könne nur der Entschluß unreifer, lebensgieriger Menschen sein."

Der Rückgang des Glaubens hat besondere Konsequenzen für die Plastische Chirurgie.

Die Religion nimmt an Bedeutung ab. Dabei hat auch eine Entstellung der äußeren Erscheinung den Charakter als Strafe verloren. So, wie man früher annahm, daß jemand eine äußere Verunstaltung „verdient" hatte, so glaubte man auch an ein Leben nach dem Tod. Das ewige Leben sollte ausgleichend dem entsprechen, das man auf Erden geführt hatte. Diesseitiges Leid war für den Gläubigen nicht *nur* niederdrückend. Prüfungen waren von Gott geschickt und zugleich eine Art Abschlagszahlung an die Ewigkeit. „Drüben" wurde die Rechnung nach allgemeiner Auffassung beglichen. Reiche Leute und überhaupt die Menschen, die es sich auf dieser Welt besonders gut gehen ließen, hatten es nach dem Tode besonders schwer. So groß war also gar nicht der Vorteil, wenn man das irdische Leben mehr genoß als andere.

Besonders, wenn ein direkter Zusammenhang zwischen dem persönlichen Unglück auf dieser Welt und einem sündhaften Verhalten nicht erkannt wurde, rechnete man damit, im ewigen Leben etwas gut zu haben. Dieses Motiv taucht immer wieder in der Literatur auf. Körperliche Mißgestalt ohne erkennbare Schuld wurde oft sogar als Freibrief für kleinere Sünden gewertet, weil man praktisch auf Vorschuß Buße getan hatte.

Das Jenseits ist heute für viele keine Realität mehr. „Eine Umfrage unter jungen Leuten hat ergeben, daß beinahe niemand mehr an eine Fortsetzung des persönlichen Lebens über den Tod hinaus glaubt. Und weil man nur dieses eine Leben hat, ist der Tod logischerweise das Schlimmste, was einem passieren kann" (Gore Vidal).

Der Verdacht wird stärker, daß, wer hier nicht glücklich ist, es nirgendwo mehr sein kann. Wer es jetzt unterläßt, zu genießen, der hat es auf immer versäumt.

„Damit werden aber nicht nur Barrieren gegen den Fortschritt abgebaut", sagt Alexander Mitscherlich. „Vielmehr werden zunehmend Entscheidungen in ungeahnter Weise vom Menschen gefordert, und es ist anachronistisch, wenn er dabei Hilfe in betender Kommunikation mit einem Gott sucht. Wo er um Hilfe sucht, begegnet er sich selber. Die Genußfeindlichkeit, die desinteressierte Haltung gegenüber der Glückshoffnung des Einzelnen für sein Glück hier und jetzt, die unsere christliche Religion auszeichnete, wird Schritt um Schritt säkularisiert."

„Die einfallsreichsten philosophischen und religiösen Antworten auf die Frage nach dem Tod sind bedeutungslos gegenüber der Tatsache geworden, daß wir sterben ... Die Kraft der Menschheit, sich selbst zu betrügen, läßt nach ... Das Überleben ohne Gott, den wir einmal gekannt haben, wird zu einem Wettlauf mit der Zeit... Deshalb betreiben wir unsere Angelegenheit so nervös... Die Vernunft zwingt uns, den Tod ohne Hoffnung zu akzeptieren... Wir tun alles, um diese Erkenntnis zu verscheuchen und wegzuschieben", schreibt Allan Harrington, der auch die „neue Aggressivität" und das Ritual der Wiedergeburt durch den Drogengebrauch als Folge dieser erschütternden Gewißheit eines endgültigen Todes sieht.

Unter diesem Blickwinkel ist die körperliche Entstellung sogar noch schwerer zu ertragen als vor hundert Jahren. Und das, obwohl heute die Umwelt im allgemeinen viel verständnisvoller reagiert.

„Weil man keine andere Möglichkeit hat, die eigene Großartigkeit kundzutun (den Tod zu besiegen), wird große und kleine Publicity ein Weg zur Unsterblichkeit... Das rechte Verhalten auf Erden (früher eine Eintrittskarte in den Himmel) ist ersetzt worden durch den Drang, die eigene Erscheinung überall zu verewigen" (Harrington).

Der heftige Wunsch, hier und heute Eindruck zu machen und glücklich zu sein, weil man sonst keine Gelegenheit mehr dazu hat, wirkt in der anaplastischen Praxis den traditionellen Verboten entgegen.

Theodor Adorno äußerte sich zu der Frage, wie weit dem Druck des Aberglaubens Widerstand geleistet werden sollte: „Ich glaube, wir müssen doch hier uns vor mythologischen Vorstellungen hüten, ähnlich wie bei der ganzen Debatte über die Herzverpflanzung. Das Gesicht des Menschen ist an sich nichts Sakrosanktes, nichts Geheiligtes, und nachdem wir technisch nun schon einmal in der Lage sind, am Gesicht zu ändern, schiene es mir wirklich als eine Art Rückfall in magische Vorstellungen, wenn man innehalten würde.

Max Horkheimer ergänzte dazu: „Wenn sich jemand durch sein Gesicht an seiner freien Entfaltung behindert fühlt, dann hat er nach allem, was die Theologie sagt, ein Recht, denjenigen um Hilfe zu bitten, der daran etwas ändern kann.

Besonders *die* Argumentation ist aufschlußreich, die innerhalb moderner theologischer Gedankengänge für den Eingriff am menschlichen Äußeren Partei ergreift. Die uneingeschränkte Möglichkeit, sich auszudrücken, wird z. B. als eine wesentliche Äußerung des freien Willens aufgefaßt. Folgerichtig ist dann das Gesicht *ein* Mittel dieses Audruckes. Gott hat aber nach der christlichen Lehre „den Menschen nach seinem Ebenbild" geschaffen. Das bedeutet nach der Auffassung vieler moderner Theologen nicht, daß der Mensch Gott äußerlich gleicht, sondern daß er, wie Gott, einen freien Willen hat. In diesem Sinne ist gut, was die Freiheit des persönlichen Ausdruckes und die uneingeschränkte Entfaltung des einzelnen unterstützt, also auch der operative Eingriff, der zwar ohne „heilende" Absicht im traditionellen Sinne unternommen wird, dafür aber eine erhöhte Ausdrucksfähigkeit anstrebt.

Dem Vorwurf, die Plastische Chirurgie greife dort ein, wo es nichts zu heilen gebe, wird mit Gedanken begegnet, die sich innerhalb dieser modernen theologischen Prinzipien bewegen. Man verweist auf das übergeordnete Gebot der Nächstenliebe und diffamiert die Einteilung äußerer Mängel in gottgewollte und nicht gottgewollte als eine Verleugnung der Aufforderung zur Demut. Es sei blinde Anmaßung, beurteilen zu wollen, welchen Defekt man beheben dürfe und welchen nicht. Man beanspruche damit, ,,zu sein wie Gott". Die Eitelkeit schließlich wird — solange sie nicht übersteigert ist — als notwendiges Agens menschlichen Zusammenlebens betrachtet und nicht als Sünde.

Die allgemeine Betrachtung plastisch-chirurgischer Möglichkeiten wird nicht zuletzt auch von der Tatsache beeinflußt, daß die Erkenntnisse der Psychologie popularisiert worden sind. Gebildete Laien wissen, daß Mängel der äußeren Erscheinung kompensiert werden können. Sie denken dabei allerdings meist an solche Kompensationen, die positiv beurteilt werden. Der mittelamerikanische plastische Chirurg Mario Gonzales Ulloa hat dies einmal auf die polemische Frage reduziert, ob Michelangelo Buonarotti sein Werk geschaffen hätte, wenn er frühzeitig einem plastischen Chirurgen in die Hände gefallen wäre. Michelangelo litt seit seiner Kindheit unter einer häßlichen Nase. Gonzales Ulloa weiß natürlich ganz genau, daß diese Frage nicht den Kern trifft, und er stellt fest: ,,Das persönliche Leben Michelangelos war jammervoll." Max Horkheimer fügt hinzu: ,,Es ist gar nicht sicher, daß die Sixtinische Kapelle, nur weil die Kunst in den letzten paar hundert Jahren als das Höchste gilt, für wichtiger gehalten werden sollte als das Glück Michelangelos und einiger Menschen, mit denen er lebte."

Das sogenannte Natürliche

Eine Rolle spielt auch der Glaube an das sogenannte Natürliche. Eine Sache wird an sich schon häufig für gut gehalten, wenn sie als ,,natürlich" erscheint. Es handelt sich dabei wieder um ein religiöses Motiv. Im natürlichen Ablauf zeigt sich ein übergeordneter Plan. In der Natur steckt nicht nur Gott, sie vermittelt auch das Gefühl der Schuldlosigkeit. Man kann, so wird vermutet, gar nichts Böses tun, wenn man sich dem natürlichen Ablauf fügt. Dieses Phänomen läßt sich auch noch in der Reklame feststellen. Die schädlichsten Genußmittel werden, mit dem Hinweis auf ihre natürliche Herkunft oder Reinheit, ihres gefährlichen Charakters beraubt. Besonders auffallend ist dieses Moment in der Zigaretten- und Tabakwerbung, obwohl doch unter diesem Gesichtspunkt Haschisch, Marihuana oder getrocknete Bananenschalen offensichtlich gesünder sein müßten als jeder Industrietabak. Ähnlich ist es in der Werbung für alkoholische Getränke. Der Alkoholrausch wird günstiger beurteilt als ein Rauschzustand anderer Genese.

Dementsprechend steht die Plastische Chirurgie immer noch bei ihren Kritikern in dem Rufe, sich gegen die Natur zu vergehen. Es ist zum Beispiel natürlich, zu altern, also ist es unnatürlich, die Spuren dieses Vorgangs zu beseitigen. Daß dieser Prozeß heute in der Regel alles andere als natürlich vor sich geht, wird nicht zur Kenntnis genommen und schon gar nicht die Tatsache, daß es höchst unnatürlich ist, überhaupt so alt zu werden, wie es sich jedermann wünscht.

Trotz einer zeitgemäßen Vorspiegelung von Nachsicht gegenüber Mängeln der äußeren Erscheinung ist ihre stigmatisierende Wirkung kaum gebrochen. Die irrationalen Impulse werden heute aber anders als früher verstandesmäßig gerechtfertigt. Gegenwärtige Rationalisierungen werden oftmals schwer als solche erkannt, weil sie erfahrungsgemäß vernünftige Einsichten in ihrem winzigen wahren Kern einschließen.

Angeborene Mißbildungen werden beispielsweise viel schneller mit weit entfernten, bedrohlichen Ereignissen, wie Atombombentests, in Verbindung gebracht als etwa mit dem Gebrauch von Medikamenten.

Bei mißgestalteten Kindern sind Anspielungen auf ein moralisches Fehlverhalten der Eltern (zumindest aber auf Leichtsinn oder „Disziplinlosigkeit") auch in gebildeten Kreisen häufig. Der Ausdruck bedauernder Anteilnahme verdeckt selten den Vorwurf einer gewissen Schuld (Nichols: Ein Tag im Sterben von Joe Egg). Schließlich werden nach wie vor ganz bestimmte Züge der äußeren Erscheinung als Anzeichen charakterlicher Minderwertigkeit gewertet: Stechende Augen, ein schwaches Kinn, eine niedrige Stirn, eine Säufernase. Wie zur Zeit Gregors I. im 6. Jahrhundert gelten eine hohe Stirn und eine große Nase als Merkmale von Intelligenz und Ehrlichkeit.

Abstehende Ohren werden zum Anlaß spöttischer Heiterkeit, Tränensäcke unter den Augen signalisieren Verlebtheit und sexuelle Ausschweifung.

Sicher sind das alles nur die Meinungen von Laien im weitesten Sinne. Aber solche Laien sind die Patienten des plastischen Chirurgen. Außerdem muß man annehmen, daß auch nicht jeder Arzt vollkommen ist und ganz in seinen Emotionen von diesen und ähnlichen Vorurteilen verschont bleibt. Was das für das oft bemühte Arzt-Patienten-Verhältnis bedeuten kann, braucht nicht ausgeführt zu werden.

Fehleinschätzung des lädierten Äußeren

Die Reaktion der Umwelt auf körperliche Mängel wird auch von Fachleuten unterschiedlich beurteilt. Eine im Jahre 1957 erschienene wissenschaftliche Arbeit über äußere Entstellungen unter dem Aspekt plastisch-chirurgischer Indikationen kommt, nachdem Tagliacozzi bereits im 16. Jahrhundert sich ausführlich mit solchen Gedanken auseinandergesetzt haben, zu dem Schluß, daß „die Auswirkung einer Entstellung des äußeren Erscheinungsbildes auf die Psyche ... seit langen Jahrzehnten bekannt" wären. Der Autor macht die Umweltreaktion auf körperliche Mängel davon abhängig, ob sie häufig oder weniger häufig zu sehen seien. Er führt aus, daß ein „Doppelbeinamputierter die früheren Wechselwirkungen zwischen ästhetischem Schauder und gebefreudigem Mitleid" heute nur noch wecken könne, wenn er die Amputationsstümpfe entblößen würde. Gemeint ist offenbar eine Art emotioneller Abstumpfung. Schließlich: „Wir begnügen uns mit der Beobachtung, daß die Häufigkeit des Anblicks die frühere ästhetische Schockwirkung erheblich herabmildert, ja vielfach sogar aufgehoben hat." Das mag so sein — für die plastisch-chirurgische Indikation ist es nicht relevant. Der Autor will doch wahrscheinlich sagen, daß der plastisch-chirurgische Eingriff dort am notwendigsten wird, wo der Schauder der anderen über den Defekt am größten ist. Eben das führt aber am Kern anaplastischer Eingriffe vorbei. Es geht ja gerade nicht nur darum, eine heftig ins Auge springende Entstellung wiederherzustellen. Eine organisch intakte Gesichtsform, die zum Beispiel im Mitmenschen zu Unrecht den Schluß herausfordert, der in ihr Gefangene sei ausdruckslos, stumpf oder verkommen, ist etwas sehr Häufiges. Niemand nimmt schaudernd daran Anstoß, jeder hält, was er sieht, schnell und ohne Umstände für „die Wahrheit". Gerade weil *kein* ästhetischer Schock entsteht, wird derjenige, der keine Gelegenheit bekommt, sich aus dieser äußeren Erscheinung zu befreien, Nachteile erfahren. Bei schweren Verbrennungsnarben im Gesicht erschrickt man zwar, verbietet es sich aber im selben Moment, vom äußeren Anblick auf das Wesen des Betroffenen zu schließen. Nur bei den sogenannten minimalen Entstellungen kommt es schnell zur Kategorisierung.

Arzt oder Falschmünzer

Eine wichtige Rolle spielt immer noch die alte Vermutung, der plastisch-chirurgische Eingriff stelle eine Täuschung dar. Dem Mitmenschen werde etwas vorgespiegelt, was nicht der Wahrheit entspreche. Man habe sich vor solcher Täuschung zu hüten.

Damit wird etwas angesprochen, was tiefenpsychologisch von außerordentlicher Bedeutung ist. Es gibt offenbar so etwas wie einen öffentlichen Anspruch, daß jemand immer im gleichen Erscheinungsbild aufzutreten habe. Man vergegenwärtige sich nur den Schock, den vor einigen Jahren junge Leute mit langen Haaren ausgelöst haben, obwohl diese Haartracht schon wiederholt in der Geschichte ganz üblich war und die Frisur, im Verhältnis zu den aggressiven Vorhaltungen, ganz belanglos ist. Wenn zugemutet wird, eine bestimmte Person anders als gewohnt aufzunehmen, wird schon allein das als Täuschung aufgefaßt, zumindest aber als Provokation, weil gewissermaßen die kategorisierende Fähigkeit auf unstatthafte Weise überbeansprucht wird.

Einen vorwurfsvollen Unterton hat auch die Bemerkung: „Ich kannte ihn, da war er noch ..." In der Regel bezieht man sich dabei auf eine Lebenssituation, die der gegenwärtigen untergeordnet ist. Anstatt der Fähigkeit, die Lebensumstände verbessert zu haben, ein Kompliment zu widmen, reagiert man verärgert über die Zumutung zu einer neuen Einordnung.

Aus der Bemerkung „ich kannte ihn noch, da ..." spricht aber auch das Vergnügen, den anderen noch besser zu kennen, als er glaubt; ihn ohne Maske zu sehen und damit mehr Gewalt über ihn zu haben. Dazu gehört auch der hämische Unterton in der Feststellung: „Sie hat sich die Nase operieren lassen, *aber* ...". Der Satz wird häufig so gesprochen, als wollte man eigentlich sagen: „Seht, sie wollte uns täuschen. Aber es ist ihr nicht gelungen, denn wir erinnern uns noch sehr gut daran, wie sie vorher war."

In diesem Vorwurf liegt andererseits eine ganz reale Erfahrung. Wie Erving Goffman berichtet, müssen Stigmatisierte ein ausgeklügeltes System der Täuschung erfinden, um ihre Lebensgefährdung zu verringern. Auch bei offen zutage liegenden Stigmen „findet man nämlich, daß das Individuum in der Lage ist, sich für eine Verheimlichung heikler Informationen bei sich selbst zu entscheiden ... Es soll angemerkt werden, daß dieser Typ von Kouvrieren ein wichtiger Aspekt der „assimilativen" Techniken ist, die von Mitgliedern ethnischer Minoritätsgruppen angewandt werden; die Absicht, die hinter Kunstgriffen wie der Veränderung des Namens oder der Nasenform steht, ist nicht allein die zu täuschen, sondern auch die Art und Weise einzuschränken, in der ein Attribut, über das Bescheid gewußt wird, sich in den Mittelpunkt der Aufmerksamkeit drängt..." Beim gelungenen plastischen Eingriff handelt es sich natürlich um einen reziproken Vorgang. Wird die Täuschung bei der Stigmatisierung zum Notwehrmechanismus, mit dem die schwierige Neueinordnung psychisch bewältigt werden soll, so wird die Täuschung der „Entstigmatisierung", vor allem von der Umwelt, als Zumutung empfunden.

Andererseits hat, vom Betroffenen aus gesehen, das Moment der täuschenden Veränderung oft Signalcharakter. Viele der anaplastischen Lappalienkorrekturen, die vom Außenstehenden gar nicht recht einzusehen sind, bedeuten einen unbewußten Versuch des Patienten, eine festgefahrene unumstößlich kategorisierte persönliche Situation aufzubrechen. Eine Patientin erklärt dies zusammengefaßt so: „... nach Hause kommen und sagen können, sieh her, ich bin doch anders, als Du dachtest. Man sieht es an meiner Nase. Sieh mich anders. Wenn ich meine Nase ändern kann, kann ich mich selbst auch ändern. Laß uns neu beginnen."

Die Operation wird zum sichtbaren, wenn schon nicht immer wirksamen, Merkzeichen für ein neues Leben. Sehr oft sind gerade solche Wünsche mit einem Wechsel im Beruf oder im persönlichen Bereich verbunden. Dabei spielt natürlich auch die Angst eine Rolle, der neuen Lebenssituation nicht gewachsen zu sein.

Erstaunlich oft wird der Vorwurf erhoben, derjenige, der sich einer anaplastischen Operation unterzieht, verberge sich hinter einer Maske. Aber: „Wenn dieser Vorwurf stimmt, dann muß man die Kultur abschaffen, denn sie besteht aus solchen Masken. Wenn man einem Fremden gegenübertritt, redet man freundlich mit ihm. Diese Freundlichkeit kann eine Maske sein, die zunächst einmal die eigenen Gefühle für den anderen in der Schwebe lassen soll. Andererseits will man auch dem anderen eine Chance geben, daß er einen kennenlernt und nicht gleich zurückgestoßen wird. Man bietet ihm eine günstige Maske. Genau das ist es, was man zivilisiertes Verhalten nennt" (Horkheimer).

Es handelt sich also selbst bei einer solchen „Maskierung" natürlich nicht um den Versuch einer Täuschung, sondern um ein Verhalten, das den anderen zunächst an einem voreiligen und ungünstigen Urteil hindert. Anders ausgedrückt: Ein ungünstiger Eindruck soll vermieden werden, damit man sich kennenlernen kann.

Und schließlich: „Kein Mensch kann ohne Selbstbetrug auskommen. Niemand erträgt sich so, wie er ist" (Fritz Kortner).

Die Vorstellung, daß es der Plastischen Chirurgie selbst in einer gedachten Höchstform der Entwicklung möglich wäre, in ein Gesicht bestimmte Charakterzüge „hineinzuoperieren": Intelligenz, Ehrlichkeit, Bildung, oder andere daraus verschwinden zu lassen: Dummheit, Geldgier, Unzuverlässigkeit, gehört ins Reich der Fabel, weil diese Charakterzüge das Ergebnis eines sehr komplexen Zusammenwirkens von Bewegung, Haltung, Äußerung und Reaktion bleiben werden.

Religiöse Vorschriften

Man kann die Situation der Plastischen Chirurgie heute nicht beschreiben, ohne sich mit den konkreten Anweisungen und Geboten der für uns relevanten religiösen Glaubensbekenntnisse zu befassen.

Für den *römischen Katholiken* sind nach theologischer Ansicht alle chirurgischen Eingriffe durch den moralischen Grundsatz des „Totalitätsprinzips" geregelt. Dieses Prinzip besagt, daß jeder Teil des physischen Wesens zum Wohl des physischen Ganzen bestimmt ist. Deshalb hat die römische Kirche auch keinen Einwand gegen die Zerstörung physischer Teile zum Besseren des physischen Ganzen. Dem gläubigen Katholiken stellen sich die Fragen:
Ist die Absicht eines Eingriffs moralisch einwandfrei?
Wird der Betroffene einem übermäßigen Risiko ausgesetzt?
Sind die Motive vernünftig?
Jeder Eingriff ist dann unzulässig, wenn er lediglich einem erhöhten sexuellen Anreiz dient, einen Kriminellen vor Strafen schützen soll, aus reiner Eitelkeit vorgenommen wird oder die normale physische Funktion des Betroffenen gefährdet.

Besonders eingehend nimmt die katholische Lehre auf freie Transplantate Bezug. Gegen eine Übertragung von Leichenteilen bestehen keine Einwände. Bei anderen Fremdübertragungen entsteht nur dann eine moralische Frage, wenn durch die Entnahme die Integrität des Spenders unwiederbringlich verletzt wird.

Unabhängig von dieser nicht allein im Hinblick auf plastisch-chirurgische Maßnahmen erklärten Meinung gibt es aus katholischer Sicht eine spezielle theologische Betrachtung „Um Sinn und Berechtigung der ästhetischen Medizin". Sie stimmt mit der Erklärung von Pius XII. überein, und sie betont die Grenzen des Verfügungsrechtes des Menschen über seinen eigenen Körper. Die Entscheidung über diese Grenze wird „letztlich dem Gewissen des Arztes" zugeteilt. Weil der Mensch „Nutznießer", nicht Eigentümer ist, „hat er keine unbeschränkte Befugnis über seinen Leib". Der Würzburger Theologe H. Fleckenstein fürchtet, daß bei anaplastischen Operationen „eine absolute medizinische Indikation in vielen Fällen... nicht gegeben ist", da es nur um die Erhaltung, Herstellung oder Wiederherstellung körperlicher Schönheit gehe, die „wohl nur in der Minderzahl der Fälle von unmittelbarem öffentlichen Interesse ist".

Trotzdem hält Fleckenstein auch die „vollmenschliche Entfaltung, die Überwindung psychischer Hemmungen, die heilende Hilfe an der Gesamtpersönlichkeit" für eine ausreichende medizinische Indikation.

Auch die Berufsfähigkeit wird als Motiv akzeptiert, aber er weist darauf hin, daß sich hinter der „sozialen Kosmetik" eine sexuelle nur „fadenscheinig" verberge.

Für *gläubige Juden* ist jeder anaplastische Eingriff problematisch. Die Religionsgebote besagen: Niemand darf sein Leben gefährden, gleichgültig, wie klein das Risiko ist, wenn nicht ein sehr ernster Grund dafür vorliegt. Der Körper ist ein heiliger Besitz, der zur Verwaltung übergeben wurde und ohne einen schwerwiegenden medizinischen Grund nicht verändert werden darf. Die Beschneidung ist durch ein eigenes Gebot ausgenommen. Schließlich wird angenommen, daß die Welt nach göttlicher Vorsehung gelenkt wird. Deshalb ist jeder Versuch, das Werk Gottes zu verbessern, zugleich eine Insubordination gegenüber Gottes Absicht.

Der Talmud erlaubt zwar dem Arzt ausdrücklich zu heilen, aber ob anaplastische Eingriffe dazugehören, bleibt offen.

Andererseits wird im jüdischen Glauben den Frauen aufgegeben, auch nach äußerer Schönheit zu streben, während sich die Männer dessen enthalten sollen. Der New Yorker Rabbi Jakobovits hält anaplastische Eingriffe für berechtigt, wenn die Entstellung dergestalt ist, daß eine Frau keinen Ehepartner findet, daß sie ein glückliches Eheleben verhindert oder es dem Betroffenen nicht erlaubt, eine Funktion in der Gesellschaft zu erfüllen (Berufsleben, Sorge für die Familie).

Im *Protestantismus* gibt es kaum Hinweise auf die spezielle Beurteilung anaplastischer Operationen. Im wesentlichen soll sich der Mensch so mit sich einverstanden erklären, wie er geboren wurde, und seine Motive für einen chirurgischen Eingriff ehrlich in sich prüfen. Es erscheint akzeptabel und erlaubt, was zum Glück, zur Arbeitsfähigkeit und zur Kontaktfähigkeit mit anderen beiträgt.

Wenn ein chirurgischer Eingriff nur mit dem Ziel einer Verbesserung der äußeren Erscheinung unternommen werden soll, wird der gläubige Protestant zustimmen, solange sich im ganzen eine Verbesserung des Wohlbefindens erreichen läßt.

Man kann sagen, daß auch bei der Mehrzahl der nicht Strenggläubigen Reste aus verschiedenen religiösen Vorstellungen wirksam sind; oft nur sehr unbestimmt und nicht artikuliert, gelegentlich umgedeutet: „Wenn jemandem meine Nase nicht paßt, braucht er ja nicht mit mir zu reden." — „Wer mich nicht liebt, so wie ich bin, auf den kann ich verzichten." — „Entscheidend ist mein Charakter."

Plastische Chirurgie und Gesetz

Die juristische Situation der Plastischen Chirurgie spiegelt die Meinung des Gesetzgebers wider und in einem begrenzten Maß das allgemeine Empfinden von Recht und Billigkeit.

Ärztliches Handeln ist mehr und mehr in die öffentliche Diskussion gerückt. Die Tatsache, daß es nur von Fachleuten beurteilt werden kann, die wiederum der gleichen Profession angehören, hat die Medizin lange Zeit zu einem Staat im Staate gemacht, der sich der allgemeinen Rechtsprechung in praxi nicht unterwarf. Heute wird der Arzt, mehr als jemals zuvor in der Geschichte, aufgefordert, Rede und Antwort zu stehen. Es ergibt sich von selbst, daß der Chirurg gerade dort, wo er nach traditioneller Auffassung weniger eine Krankheit heilt als einen Auftrag übernimmt, besonders der Kritik ausgesetzt ist. Hier fehlt ihm der schützende Mantel samariterhaften und humanitären Handelns.

Was in der ganzen Medizin nur mit schweren Geburtswehen vor sich geht, nämlich die Anerkennung einer rechtlichen Verantwortlichkeit des Arztes, ist dem plastischen Chirurgen schon seit langer Zeit vertraut. Die ,,Verschwörung des Schweigens" (George Bernard Shaw) mit dem berufsethischen Hintergrund, daß niemals ein Arzt gegen einen anderen vor Gericht auszusagen habe, gleich, welches Unglück er angerichtet hat, spielt in der Plastischen Chirurgie kaum eine Rolle, weil die Ergebnisse gerade im anaplastischen Bereich meistens auch für den Laien sichtbar und beurteilbar sind.

Im Altertum hielt das allgemeine Rechtsempfinden den Arzt für jeden Mißerfolg schlechthin verantwortlich. Eines der ältesten Zeugnisse dafür ist das Gesetz von Hammurabi (1793—1750 vor Christi Geburt.) Es besagt: ,,Wenn ein Arzt einen Mann mit einer bronzenen Lanzette behandelt und der Mann stirbt oder wenn ein Arzt einen Augenabsceß mit einer Bronzelanzette öffnet und der Mann verliert das Auge, dann sollen dem Arzt die Hände abgehauen werden."

Wenn der Patient kein Herr, sondern Sklave war, brauchte der Arzt allerdings nur einen neuen Sklaven zu besorgen.

In China war es üblich, dem Hausarzt ein ständiges Gehalt zu zahlen, das nur für die Dauer der Krankheit des Auftraggebers unterbrochen wurde.

Jedoch erkannten bereits die Ägypter, daß diese und ähnliche Verfahren gewisse Nachteile bargen. Sie sprachen den Arzt auch im Falle des Mißerfolges frei unter der Voraussetzung, daß er den Patienten nach anerkannten Maßstäben optimal behandelt hatte. Zur Zeit von Hippokrates gab es keinerlei juristische Folgen für Kunstfehler. Dennoch verurteilte Alexander der Große einen Arzt zum Tode, weil er einen Patienten unversorgt ließ, um auf dem Felde zu arbeiten. Im Mittelalter gaben Kirchengesetze Empfehlungen, um die Mönche daran zu hindern, Kranke unsachgemäß zu behandeln.

Die rechtliche Situation der Plastischen Chirurgie ist heute besonders da, wo es um anaplastische, also sogenannte ästhetische Eingriffe geht, außerordentlich unklar. Man muß sich vergegenwärtigen, daß in der Bundesrepublik Deutschland erstaunlicherweise operative Eingriffe durch Nichtchirurgen, ja sogar durch Nichtärzte, erlaubt sind. Nach Meinung der Bundesärztekammer ist die chirurgische Ausbildung Teil *jeder* ärztlichen Grundausbildung. Konsequenterweise kann jeder approbierte Arzt operative Eingriffe vornehmen, ohne sich dafür als Chirurg fachärztlich qualifizieren zu müssen.

Darüber hinaus werden anaplastische Eingriffe am „gesunden" Patienten mit dessen Einwilligung nicht als Heilbehandlung angesehen und unterliegen deshalb auch nicht den dafür vorgesehenen Kriterien, so daß in bestimmten Fällen sogar der Nichtarzt operieren darf.

Abgesehen davon, daß der Begriff „Heilbehandlung" täglich durch neue Erfahrungen erweitert wird, leidet natürlich auch die juristische Beurteilung vor allem von anaplastischen Operationen unter denselben Definitionsschwierigkeiten und Vorurteilen wie die gesamte Plastische Chirurgie.

Hier sei ein Exkurs erlaubt. Die Gesetzgebung hat den Patienten vor den Folgen einer schlechten ärztlichen Behandlung zu schützen, sie soll Instrumente schaffen in der Auseinandersetzung um den ärztlichen Kunstfehler. Diese Legislative muß aber auch dafür sorgen, daß es zu einer schlechten Behandlung möglichst gar nicht kommt. Als Lobby und Berater fungieren in einschlägigen Fragen die Standesgremien, die ganz bestimmte berufspolitische Interessen einer Berufs-Gruppe vertreten. Im Zusammenhang mit der freien Arztwahl, die dem Patienten zugesichert wird, gibt es Einschränkungen, deren ökonomische Absichten nur schlecht von standesethischen Erklärungen verdeckt werden. Eine freie Arztwahl kann der Kranke doch nur dann treffen, wenn er über seinen Körper, über Gesundheit und Krankheit so gut wie möglich aufgeklärt wird und wenn er außerdem über die besonderen Kenntnisse und Fähigkeiten der verschiedenen Ärzte genau informiert wird.

In nahezu allen zivilisierten Ländern der Erde gilt die Plastische Chirurgie als ein eigenes Fachgebiet mit einem speziellen Ausbildungsprogramm, besonderen Forschungsaufgaben und Behandlungsmöglichkeiten. In der Bundesrepublik Deutschland wurde der Facharzt für Plastische Chirurgie bisher nicht eingeführt.

In München wurde ein Facharzt für Chirurgie, der auf eine lange Ausbildung in Plastischer Chirurgie zurückblickte und sich mit besonderem Erfolg jahrelang auf handchirurgische Eingriffe spezialisiert hatte, kürzlich von der Standesvertretung gerügt, weil er bei seiner Niederlassung in der freien Praxis und Kassenpraxis seine besondere Ausbildung in Plastischer Chirurgie und in Handchirurgie auf dem Briefkopf erwähnte. Er wurde gezwungen, jeden Hinweis, aus dem Patienten seine spezielle Eignung hätten entnehmen können, zu entfernen. Der Erfolg: Statt schwierige Handverletzungen zu behandeln, was er jahrelang getan hat, öffnet er jetzt Furunkel, operiert er Blinddärme und Leistenbrüche oder nimmt zeitraubende Weiterüberweisungen vor. Jeder Kollege, der weiß, wie dünn erfahrene Handchirurgen gesät sind, muß betroffen sein über die patientenfeindliche Haltung dieser Anordnung. Motiviert wird ein solches Reglement mit der Begründung, daß die Standesethik keine Reklame zulasse. Im gleichen Moment wird gegen täuschende Werbung in Zeitschriften nichts unternommen. Ärztlich geleitete Institute können sich unbehelligt mit abenteuerlichen Versprechungen und übertriebenem Optimismus präsentieren.

Weil die Plastische Chirurgie mehr mißverstanden wird als beinahe jedes andere ärztliche Fach, ist diese Situation für sie ganz besonders verhängnisvoll. Wie soll der medizinische Laie erfahren, ob er eine plastisch-chirurgische Fachbehandlung braucht und ob sie ihm hilft? Woher soll er wissen, ob der Arzt seiner Wahl tatsächlich ein ausgebildeter plastischer Chirurg ist? Wenn sich der potentielle Patient nach der heutigen berufspolitischen Lage allein auf Inserate verläßt, dann ist sein Risiko nach einer Erklärung von Gonzales Ulloa ziemlich hoch, an einen Arzt zu kommen, von dem er nicht die allerbeste Behandlung erwarten kann. Was also tun?

Solange die Legislative dem Patienten nicht durch klare Fachbezeichnungen bei der Arztwahl hilft, müssen die folgenden Ratschläge erlaubt sein:

1. Erkundigen Sie sich bei Ihrem plastischen Chirurgen nach seiner operativen Ausbildung.
2. Fragen Sie den Arzt, ob er einer anerkannten Fachorganisation für Plastische Chirurgie angehört. Er wird nicht verletzt sein, sondern sich über Ihr berechtigtes Interesse freuen.
3. Vermeiden Sie den plastischen Chirurgen, der Ihnen unbesehen jede gewünschte Änderung oder Verbesserung verspricht. Er überschätzt entweder sich oder die Möglichkeiten der Plastischen Chirurgie.
4. Gehen Sie zu keinem plastischen Chirurgen, der keine Zeit für ein Vorgespräch hat oder Sie unbesehen bereits nach brieflicher oder telefonischer Anmeldung zur Operation annimmt.
5. Mißtrauen Sie einem plastischen Chirurgen, der Ihnen als Folge irgendeiner Operation eine dramatische und fundamentale Veränderung Ihrer Lebenssituation, das Ende schwerwiegender Probleme oder eine übertriebene Wirkung auf andere verspricht.
6. Vermeiden Sie einen plastischen Chirurgen, der Sie nicht über die Risiken der Operation aufklärt, auch wenn sie noch so gering sind.
7. Überlegen Sie gründlichst, ob Sie sich einem plastischen Eingriff unterziehen wollen, wenn Sie nicht ehrlich bereit sind, auch eine psychologische Beurteilung vornehmen zu lassen, falls der Chirurg das von Ihnen verlangt.
8. Machen Sie sich klar, daß gerade die guten plastischen Chirurgen mehr Patienten wieder fortschicken, als sie zur Behandlung annehmen. Sie tun das nicht, weil sie uninteressiert oder überbeschäftigt sind, sondern weil sie glauben, daß der verlangte

Eingriff Ihnen in Ihren persönlichen Problemen nicht hilft. Allerdings wird Ihnen ein guter plastischer Chirurg seine Gründe für die Ablehnung der Operation genau erklären.
9. Versuchen Sie nie, einen plastischen Chirurgen durch eine Übertreibung Ihrer persönlichen Situation so unter Druck zu setzen, daß er sich zu einer Operation erweichen läßt, die er eigentlich nicht ausführen sollte.
10. Setzen Sie einen plastischen Chirurgen nie durch scheinbar wichtige Termine unter Zeitdruck. Warten Sie ab, wenn er Ihnen empfiehlt, sich die Operation noch $^1/_2$ Jahr lang zu überlegen. Er hat dafür mit Sicherheit gute Gründe, und zwar in Ihrem Interesse.
11. Vertrauen Sie sich dem guten plastischen Chirurgen ohne Rückhalt an. Er ist weder Sittenrichter noch Moraltheologe. Es geht ihm um Ihr Wohlbefinden, und dazu muß er mehr erfahren als nur den organischen Befund.

Innerhalb der juristischen Ausführungen im Zusammenhang mit den Aufgaben und Grenzen der Plastischen Chirurgie mag dieser Exkurs in die Praxis des Patienten dem Juristen zu sehr nach ärztlichen Überlegungen klingen. Die Argumente, die wir Ärzte oft zu hören bekommen, wenn der Patient erst einmal in die falsche Behandlung geraten ist, klingen uns oft zu juristisch.

Nach Artikel 2 Absatz 2 des Grundgesetzes ist dem Arzt ein körperlicher Eingriff nur gestattet, wenn der Behandelte — nach der erforderlichen Aufklärung über die Art des Eingriffs und der etwaigen Folgen und Gefahren — eingewilligt hat.

Ein Gericht war grundsätzlich der Meinung (Oberlandesgericht Düsseldorf, Aktenzeichen 8 U 9/62), daß man einen „erforderlichen und nichterforderlichen" Eingriff verschieden beurteilen müsse. Es wäre konsequent, einen „nichterforderlichen Eingriff", also einen nicht indizierten Eingriff, einfach als ärztlichen Kunstfehler mit Einwilligung des Betroffenen zu behandeln.

Wie aber Dr. jur. Cordes berichtete, muß bei der Beurteilung des Sachverhalts nach Ansicht des Gerichtes und der zu stellenden Anforderungen „wesentlich zwischen einem (zur Wiederherstellung der Gesundheit) *erforderlichen* und einem *nicht* erforderlichen (z.B. einem kosmetischen) ärztlichen Eingriff unterschieden werden...". Und: „Bei einem nichterforderlichen Eingriff ist das Für und Wider sorgfältiger abzuwägen als bei einem Zustand, der das Leben des Patienten augenblicklich und unmittelbar bedroht." Diese Meinung fordert zum Widerspruch auf. Man sollte annehmen, daß die Sorgfalt des Arztes in jedem Fall, also natürlich auch in einer lebensgefährlichen Situation, gleich groß sein muß. Aber es handelt sich wohl hier um juristische Überlegungen, die von einem Arzt nicht ganz einfach nachvollzogen werden können.

Dieser Rechtsgrundsatz erinnert ein wenig an das, was Julius von Szymanowski schon vor hundert Jahren in seinem Handbuch der operativen Chirurgie gesagt hat: „Wenn also nur aus kosmetischen Rücksichten (um eine Verunstaltung zu beheben) die chirurgische Plastik verlangt wird, muß der Operateur die Schmerzhaftigkeit und Langwierigkeit der Operation, ja sogar die mögliche Gefahr bei derselben nicht vergessen, und nur dann sich zum blutigen Eingriff entschließen, nachdem er sorgfältig alle örtlichen und allgemeinen Verhältnisse des Organismus, die den Erfolg des Unternehmens zweifelhaft machen könnten, wohl erwogen und alles, was die Prognose zu trüben im Stand ist, nach Möglichkeit beseitigt hat." Was v. Szymanowski hier sagt, trifft auf jede Operation zu, bei der es noch eine andere Möglichkeit gibt, nämlich die, sie bleiben zu lassen. Solche Überlegungen gelten aber nicht nur in der Plastischen Chirurgie. Sogar Rudolf Nissen spricht von einer „operativen Vielgeschäftigkeit", die durch eine Erweiterung der Indikationsstellung einzudämmen sei.

Die große Sorgfalt, die nach Meinung des Gerichtes in einem besonders bedrohlichen Krankheitsfall nicht so im Vordergrund steht, „gilt in verstärktem Maße, wenn der Behandelte gar nicht erkrankt ist (und) es sich vielmehr um einen kosmetischen Eingriff handelt..." (Oberlandesgericht Düsseldorf, Aktenzeichen 8 U 9/62).

Das Gericht monierte im vorliegenden Fall zu Recht, daß der Patient nicht hinreichend aufgeklärt worden sei. Die Argumentation um den eigentlich gar nicht kranken Patienten und den eigentlichen überflüssigen Eingriff verdeckt aber die wesentliche Grundtatsache, daß es sich nach der Schilderung des Falles beim Düsseldorfer Gericht um einen eindeutigen Kunstfehler zu handeln scheint. Die Diagnose, die Aufklärung des Patienten und vor allem ein eingehendes vorbereitendes Gespräch, das über die Motive des Patienten Aufschluß gibt (und darüber, ob das Behandlungsziel mit einem bestimmten Eingriff oder überhaupt operativ erreicht werden kann), gehören zu jeder kunstgerechten ärztlichen Behandlung, ganz besonders aber zu anaplastischen Operationen. Die Psychologie hat uns Einsichten vermittelt, die oft gerade im „ästhetischen" Bereich darauf hinweisen, welche ungünstigen Folgen unter bestimmten Umständen ein korrigierender Eingriff haben kann. Dies zu wissen und etwaige Kontraindikationen festzustellen, gehört in jedem Fall zu einer sachgemäßen Behandlung.

Wir werden später noch Gelegenheit haben, den Stand der gegenwärtigen Erkenntnisse von Psychologie und Psychiatrie im Hinblick auf die Plastische Chirurgie zu untersuchen. Behalten wir zunächst die Lage der Plastischen Chirurgie in der Rechtsprechung im Auge:

Der Bundesgerichtshof sieht die ärztliche Operation als tatbestandsmäßige Körperverletzung an (BGHSt 11,111 und in Zivilsachen NJW 56, 1106 sowie LM § 823 (Aa BGB Nr. 9). Er folgt dabei der Rechtsprechung des Reichsgerichtes (RGSt 25,382; 61,256; 74,93 vgl. auch RGZ 151,352; 163, 136; 168,210). In der Literatur überwiegt die Ansicht, daß die ärztlich richtige, also objektiv indizierte und kunstgerecht durchgeführte und schließlich geglückte Operation nicht Körperverletzung, nicht Mißhandlung oder Gesundheitsschädigung, sondern gerade angemessene Behandlung und Gesundheitswiederherstellung sei, so daß sich der Tatbestand einer Körperverletzung nicht ergebe.

Über die Bewertung anaplastischer Eingriffe besteht keine Einigkeit. Engisch und Maurach sehen auch „ästhetische" Eingriffe als Heilbehandlung an. Maurach führt aus: „Kosmetische Eingriffe sollen nach der herrschenden Lehre nicht als Heilbehandlung gelten, sondern als

‚an sich tatbestandsmäßig' nur unter der Voraussetzung der Einwilligung des Betroffenen gerechtfertigt werden. Für eine solche Ausscheidung besteht angesichts der Flüssigkeit der Grenzen und bei zunehmender Anerkennung dieses Wissenschaftszweiges kein Bedürfnis."

Eberhard Schmidt („Der Arzt im Strafrecht") hält „kosmetische" Operationen tatbestandsmäßig für Körperverletzungen, da die objektive Heiltendenz fehlt. Er ist deshalb der Meinung, daß nur die rechtswirksame Einwilligung des Operierten den Eingriff rechtfertige.

Aber auch die Einwilligung allein ist nicht zureichend. Die Frage bleibt, ob die Operation trotzdem gegen die guten Sitten verstößt. Maßgebend ist also die Sittenwidrigkeit selbst und nicht allein die Einwilligung. Die guten Sitten sind verletzt, wenn gegen das „Anstandsgefühl aller billig und gerecht Denkenden" verstoßen wird. Diese Meinung umfaßt natürlich eine Reihe gar nicht so eindeutiger und klarer Begriffe. Außerdem hat die Beschreibung dessen, was für die meisten billig und gerecht ist, starke Wandlungen durchgemacht. Beispielsweise erinnerte Wille in der „Medizinischen Welt" 1934 an die Pflichten des Staatsbürgers. So wie der Körper in einigen Glaubenslehren nicht als eigener Besitz betrachtet wird, so meldet auch der Staat (indirekt in der Gesetzgebung bis heute) Besitzanspruch und Mitspracherecht an.

Wille schreibt: „Soweit durch die Körperverletzung nicht nur die Belange des Verletzten, sondern auch die Belange Dritter, insbesondere des Staates, betroffen werden, kann die Einwilligung des Verletzten überhaupt niemals ausreichen, um die Rechtswidrigkeit der Körperverletzung zu beseitigen." Als Beispiel führt Wille den Fall einer jungen Frau an, die eine Mammaplastik wünscht. Der Arzt klärt sie darüber auf, daß durch den Eingriff möglicherweise die Stillfähigkeit verlorengehen könnte. Nach dieser Aufklärung, so Wille, sei jede Einwilligung der Patientin nichtig, denn: „Die Frau als Staatsbürgerin kann über ihren Körper nicht nach freiem Belieben verfügen."

Demgegenüber wird heute der Begriff von den guten Sitten vom Grundgesetz beeinflußt. An oberster Stelle steht das Selbstbestimmungsrecht des Menschen. „Es kann kein Argument gegen den anaplastischen Eingriff sein, wie es ja auch kein Argument gegen die Allgemeinchirurgie ist, daß viele Leute Operationen fordern, die nicht indiziert sind, oder daß Ärzte Operationen ausführen, die nicht notwendig sind. Der schlechte Vertreter eines Fachgebietes kann nicht zum Maßstab gemacht werden, weder im Fachgebiet noch in der allgemeinen Beurteilung" (Friedrich Hacker).

Die Strafrechtsreform verneint bei der Heilbehandlung die Tatbestandsmäßigkeit als Körperverletzung. § 161 des Entwurfes von 1962 lautet:

„Eingriffe und andere Behandlungen, die nach den Erkenntnissen und Erfahrungen der Heilkunde und den Grundsätzen eines gewissenhaften Arztes zu dem Zweck angezeigt sind und vorgenommen werden, Krankheiten, Leiden, Körperschäden, körperliche Beschwerden oder seelische Störungen zu verhüten, zu erkennen, zu heilen oder zu lindern, sind nicht als Körperverletzung strafbar."

Weil dies so ist, stellt der § 162 des Entwurfs die eigenmächtige Behandlung zu Heilzwecken unter Strafe.

Die Einwilligungserklärung des Patienten, die gemäß § 226a StGB nach geltendem Recht erst der tatbestandsmäßigen Körperverletzung die Rechtswidrigkeit nimmt, ist nur dann wirksam, wenn der Betroffene einwilligungsfähig ist, also seine Erklärung in Kenntnis aller wesentlichen Umstände abgibt. Die Einwilligungserklärung darf zum Beispiel nicht auf einem Irrtum beruhen, der durch die Verletzung einer Aufklärungspflicht des Arztes entstanden ist.

Wie man sich denken kann, sind nicht nur die aufgeführten, sondern alle anliegenden Gesetzestexte Gegenstand verschiedener Auslegung und Kommentierung. Dennoch bedeuten eigentlich alle rechtlichen Erwägungen, sinngemäß und auf eine kurze Formel gebracht, daß keiner, der nicht entsprechend ausgebildet ist, Operationen vornehmen soll (auch dann nicht, wenn eine Einwilligung vorliegt) und daß sich jeder Arzt strafbar macht, der solche Eingriffe trotz Einwilligung nicht nach den anerkannten Maßstäben der Sorgfalt und Verantwortung vornimmt. In der Plastischen Chirurgie ist beinahe jeder Eingriff ohne die Ergründung der Motive des Patienten, ohne dessen Aufklärung, ohne die ernsthafte und sachkundige Prüfung (etwa unter Konsultation eines Psychologen oder eines Psychiaters), ob eine Operation auch wirklich das geeignete Mittel ist, die Probleme des Patienten zu lösen oder zu bessern, ein Kunstfehler. Alle diese Voraussetzungen sind gerade in der anaplastischen Chirurgie nicht Schutzmaßnahmen gegen spätere Haftung, sondern integrierter Teil der Behandlung. Gerade weil so viele Projektionen, so viel Wunschdenken und unaufgeklärter Optimismus, gerade weil so viele nur psychologisch erklärbare Faktoren mit eine Rolle spielen, muß man ihnen im Gespräch das Gegengewicht der Realität entgegensetzen und sich als Arzt darüber im klaren sein. Das kann auch bedeuten, daß der Eingriff vom plastischen Chirurgen unter Hinweis auf übertriebene Hoffnung des Patienten und unter Empfehlung für andere Behandlungsmöglichkeiten abgelehnt werden muß. Damit ist ausdrücklich nicht die Abweisung von „chirurgisch undankbaren" Fällen gemeint, also etwa „voroperierten" oder „anoperierten" Patienten mit schlechtem Ergebnis. In meiner eigenen Praxis, die eine Krankenzahl von 2800 Fällen im Jahr umfaßt, treffen auf jeden Operierten 3 Patienten, bei denen eine chirurgische Behandlung abgelehnt wird. Der plastische Chirurg muß versuchen, zu erkennen, welcher Patient einer Operation bedarf und welcher Patient sie aus psychologischen Gründen will und eigentlich eine andere Behandlung braucht.

Es ist bedauerlich, daß es für den plastischen Chirurgen heute noch sehr schwer ist, sich mühelos und zuverlässig einer psychologischen oder psychiatrischen Fachkooperation zu versichern. Die moderne Psychiatrie ist in Europa noch nicht so etabliert, daß sie überall dort jederzeit verfügbar wäre, wo man sie in der täglichen ärztlichen Arbeit braucht.

Werfen wir noch einen Blick auf die USA, die nicht nur in der modernen Plastischen Chirurgie eine große Rolle spielen, sondern auch das Land der klarsten Auseinandersetzung über die gerichtliche Würdigung ärztlichen Verhaltens bzw. Fehlverhaltens ist. „Es gibt mehrere Gründe", schreibt Melvin Belli, ,,warum ein Arzt nicht gegen einen anderen Arzt aussagt. Da sind die Höflichkeit und die Rücksicht auf den Berufskollegen, den man möglicherweise noch persönlich aus der täglichen Arbeit kennt. Da ist die Anerkennung der grundsätzlichen Qualität des Kollegen, dessen guter Ruf nicht durch Feststellung eines einzigen Fehlers ruiniert werden soll. Schließlich kann sich der als Zeuge aufgerufene Arzt sehr gut vorstellen, daß er eines Tages in den Schuhen seines Kollegen stehen wird.

Viel wichtiger als all dies ist aber die Angst vor Vergeltung durch Standesorganisationen, Berufsgremien und Kliniken, mit denen man weiter kollegial zusammenarbeiten will. In unserem Zeitalter der Schadensersatzpflicht und der Versicherung kann dem aussagwilligen Arzt angedeutet werden, oder er kann fürchten, daß seine Versicherungsprämie erhöht oder seine Versicherung gestrichen wird. Schließlich geht kein Arzt gerne vor Gericht und ins Kreuzverhör und sagt ehrlich, was er über eine bestimmte Behandlung eines irrenden Berufskollegen denkt."

Die Sorgfalt und Sachkenntnis, die ein Arzt an den Tag legen muß, wird in den verschiedenen Staaten verschieden definiert. In der Regel muß der Mediziner dem Standard entsprechen, der seiner geographischen Umgebung angemessen ist. Man kann also von einem Arzt in den Wäldern des Nordens nicht verlangen, daß er eine Verbrennung nach den Gesichtspunkten behandelt, die für das Verbrennungszentrum von Houston gelten.

Trotzdem hat das höchste amerikanische Gericht im Fall ,,Sinz gegen Owen" entschieden, daß die geographische Lage nur *ein* Gesichtspunkt unter vielen anderen sein könne, weil die Vorschriften für ärztliche Ausbildung überall gleich seien und weil durch die moderne Kommunikation eine geographische Trennung dieser Art unrealistisch sei.

In einem anderen Fall stellte das Gericht fest, daß der praktische Arzt für den Spezialfall nicht ausreichend ausgebildet sei und eine Behandlung wegen dieser Tatsache zum Kunstfehler werden könne. ,,Eine Ausbildung auf Grund von Lektüre und auf Grund von Diskussionen mit Fachleuten (Kongresse) wird nicht als ausreichend für die Ausübung einer Spezialität angesehen."

Beitragende Fahrlässigkeit des Patienten — indem er ärztliche Anweisungen nicht richtig befolgt — wird in den USA akzeptiert, aber es wird dem Arzt auferlegt zu beweisen, daß er dagegen machtlos war. So wäre zum Beispiel der konkrete Fall einer Sekundärheilung mit schweren Vernarbungen nach einer Brust- und Bauchkorrektur in einer Privatklinik kaum aus der Verantwortlichkeit des plastischen Chirurgen abzuschieben, wenn die betreffende Patientin die Klinik deshalb gewählt hat, weil man der Frischoperierten gestattete, ihren Lieblingshund während der ganzen Zeit im Zimmer und im Bett zu behalten.

Die Arzt-Patient-Beziehung setzt ein mit Beginn der Behandlung, also schon mit dem ersten Besuch in der Sprechstunde. Ab dann ist der Arzt voll verantwortlich.

Auch beim plastischen Chirurgen bedeutet im gegebenen Fall, daß eine Verantwortung zur vielleicht notwendigen Überweisung an einen anderen Arzt besteht. Hinzu kommt eine Verpflichtung zur Diagnostik.

Wenn der Zustand des Patienten lebensbedrohlich ist, kann der Arzt davon befreit werden, langwierige und zeitraubende Diagnosen zu stellen. Er darf dann *schneller*, aber nicht *falsch* handeln.

Neben der Forderung, den Patienten an einen anderen Arzt zu überweisen, besteht die Verpflichtung, die Behandlung fortzusetzen. Schließlich gibt es, wie in der Bundesrepublik, die Pflicht, den Patienten zu „informieren, zu beraten und zu warnen".

Selbstverständlich steht nach amerikanischem Recht jedem erwachsenen Individuum mit normalem Verstand — und nur ihm — die absolute Verfügungsgewalt über den eigenen Körper zu. Jede Operation ohne Einwilligung ist Körperverletzung.

Außerdem ist es verboten zu experimentieren: „Nicht nur Unwissen oder mangelnde Fachkenntnis, sondern auch die Abweichung von anerkannten Verfahrensweisen können zu einer Haftung des Arztes führen. Diese Regel mag ärztliche Mittelmäßigkeit belohnen und den hervorragenden Arzt bestrafen, der mutig genug ist, jede neue Methode auszuprobieren. Dennoch muß das Gesetz darauf bestehen, daß neue Methoden nur dann angewandt werden, wenn sie das experimentelle Stadium verlassen haben." Jede neue Behandlung mit einem schlechten Resultat kann als schuldhaftes Verhalten angesehen werden.

Für die Plastische Chirurgie bedeutet dies, daß gerade dort, wo mit neuen chemischen Stoffen oder Kunststoffkörpern durch die Einpflanzung in den Organismus Formverbesserungen erzielt werden sollen, eine Verantwortlichkeit für spätere Folgen entsteht. Wie bekannt, zieht sich die Erprobung der Körperverträglichkeit solcher Stoffe über Jahrzehnte hinweg. Während dieser Zeit ist, streng genommen, eine Einpflanzung als experimentelles Unternehmen anzusehen.

„Wenn der Arzt", stellte ein New Yorker Gericht fest, „von anerkannten Verfahren abweicht, dann liegt es an ihm, durch den Erfolg seiner Behandlung den Beweis für die Ungefährlichkeit der neuen Methode zu erbringen". Das Gericht lehnte es außerdem ab, sich bei der Prüfung einer kunstgerechten Behandlung auf „klassische" Meinungen innerhalb der Medizin zu berufen. Maßgebend war der gegenwärtige Stand der Erkenntnis.

Das Recht auf Wahrung der Intimsphäre wird besonders ausdrücklich bestätigt. Jede Information gegenüber Dritten durch den Arzt ist verboten. Dazu gehört auch, daß bei keiner Operation, ohne Erlaubnis des Patienten, Laien anwesend sein dürfen. Dieser Schutz der Intimsphäre geht so weit, daß es der „New Jersey Court of Chancery" ablehnte, den Angeklagten in einem Scheidungsfall zu einer Bezeichnung seiner Blutgruppe zu veranlassen, die wegen der Schuldfrage (Vaterschaftssache) von Bedeutung war.

Jeder Eingriff in die Familienbeziehung ist nach amerikanischem Recht unzulässig.

Ein plastischer Chirurg kann also keine Operationen ausführen, in die zwar der Betroffene eingewilligt hat, die aber dann zu einer unerwarteten Störung der Familienverhältnisse führen. Das gilt naturgemäß für Eingriffe im Genitalbereich (Geschlechtsumwandlung, Sterilisation usw.).

Das Urteil der Öffentlichkeit

„Es ist natürlich sehr die Frage, ob Ärzte operieren sollen, wenn es eigentlich um psychische Störungen geht, die durch eine Operation nicht behoben werden können, oder wenn die Operationen nur aus einer Art Konsumentendenken heraus verlangt werden. Im letzteren Fall: Ob die Ärzte dann operieren dürfen? Nun, wenn sie Ärzte sind, die Einwilligung bekommen und die im Gesetz vorgeschriebenen Bedingungen erfüllt sind, dann dürfen sie operieren. Aber wenn man mich fragt, ob sie operieren müssen, dann würde ich das eher verneinen.

Es gibt doch einfach den plastischen Chirurgen, der die operativen Möglichkeiten exploitiert und als Ware anbietet wie Körpercremes oder Haarwaschmittel. Bei ihm ist das Risiko (falsche Behandlung vom chirurgisch Fachlichen und von der Diagnostik her) meist zu hoch. Aber gerade diese Gruppe, die für das Odium der sogenannten ästhetischen Chirurgie verantwortlich ist, gedeiht ja gerade deshalb so gut, weil sie sich nicht an die akademischen Formen der Medizin gebunden fühlt. Sie wird ohnehin als nicht dazugehörend empfunden und hat dementsprechend auch keine Skrupel mehr, ihre Behandlung eher als kommerzielle und nicht als ärztliche Tätigkeit aufzufassen" (Friedrich Hacker).

Die Hoffnung, der plastische Chirurg sei in der Lage, allein mit dem Skalpell die Seele zu heilen, erfüllt sich nur begrenzt. Je mehr der Operateur die tieferen Zusammenhänge erkennt, desto erfolgreicher wird er als Arzt sein. Der Gedanke, mit anaplastischen Maßnahmen ein Remedium für alle persönlichen oder sozialen Probleme an der Hand zu haben, ist so verlockend wie das alte Märchen vom Jungbrunnen.

Zahlreiche Veröffentlichungen, besonders in den Presseerzeugnissen, die weniger der Information als der Unterhaltung dienen, tragen dazu bei, den anaplastischen Eingriff als erweiterte Kosmetik und als Wundermittel einzuordnen. Der Charakter der Wunderheilung ist es wohl auch, der gerade die anaplastische Chirurgie als Illustriertenthema anbietet.

Neben der Möglichkeit, den Tod durch Verjüngung zu überwinden, kommt aber auch sicher noch das Vergnügen hinzu, sich legitim mit einem blutigen Vorgang beschäftigen zu dürfen.

Reginald Potterton berichtet in einer Untersuchung über amerikanische Magazine, die sich ausschließlich auf die optische und schriftliche Vermittlung von gräßlichen Gewaltverbrechen, Verstümmelungen und Unfällen beschränken, daß Berichte über „Plastische Chirurgie" zu den Routinethemen gehören. Er schildert die Berichterstattung über ein Mädchen mit einem kongenitalen Defekt: „Die Zeitung flog das Kind samt der Mutter nach New York, wo eine plastische Operation ausgeführt werden sollte. Der nachfolgende Artikel war ein für diese Zeitschrift typischer Schwindel ... Das Gesicht des kleinen Mädchens war in der ‚Nachher-Story' genau so unrettbar grotesk wie in der ‚Vorher-Story', und das trotz der unverschämten Schlagzeile: Enquirer (Name des Magazins) bringt Gesicht in Ordnung. Hinzu kam ein frei erfundenes Zitat des Vaters: Es ist ein Wunder. Das ist eine fabelhafte Veränderung. Ich kann es kaum glauben."

Hier tarnt sich offensichtlich die Lust am Gräßlichen hinter der guten Tat.

Falsche Vorstellungen in der Öffentlichkeit gehen aber nicht nur zu Lasten einer gewissenlosen Presse und einer nach Konsumgesichtspunkten organisierten Reklame von kosmetischen Behandlungsunternehmen. Die mangelnde Bereitschaft zu ernsthafter und gründlicher allgemeiner Aufklärung und Information tut das ihre.

Zu den immer mehr der Öffentlichkeit zugänglichen Fachkongressen, über die in der Presse berichtet wird, gehört eine gewisse Schönfärberei, die der Fachmann cum grano salis nimmt, die dem Laienpublikum aber als Wahrheit schlechthin erscheinen muß.

Das ist nicht erst seit heute so. Von Szymanowski stellt im Jahre 1870 fest:

„Sowohl die schwärmerische Begeisterung, mit welcher bisher die Rhino- und Chiloplastiker nur die Lichtseite ihrer Operationen besprochen haben, also auch die gefährlichen kleinen Lügen, die durch das *Verschweigen* der unglücklichen Erfahrungen den Operationsberichten nicht selten anhaften, müssen aufs strengste gemieden werden. Die schmeichelnden Verschönerungen in den Portraits der Operierten, wenn der gefällige Zeichner oft nur eine Narbe etwas heller anlegt, eine Verziehung etwas schwächer schattiert, müssen ernst zurückgewiesen werden." Von Szymanowski empfiehlt, der Objektivität zuliebe, alle Patienten „auf Glas photographieren" zu lassen. Die moderne Lichttechnik, Softfilter und Reproduktionsraster waren damals noch nicht bekannt.

Beim 4. Internationalen Kongreß für Plastische und Rekonstruktive Chirurgie in Rom waren zur Würdigung, und wohl auch als Demonstration nach außen, die großen Vorbilder der Plastischen Chirurgie in großformatigen Portraitphotos in der Wandelhalle angebracht. Unter jedem Bild stand ein charakterisierender Text. Meist handelte es sich dabei um sachliche Erkenntnisse. Es war sicher nicht im Sinne Erich Lexers, daß unter sein Bild ausgerechnet das Goethewort gestellt wurde: „Hier sitze ich und forme Menschen." Man braucht sich nicht zu wundern, wenn auf solche Übertreibungen hin Patienten in die Sprechstunde kommen, ein „neues" Gesicht verlangen und die Vorlage in Gestalt von Starphotos gleich mitbringen.

Faktoren der Körpervorstellung

Immer wieder muß im Zusammenhang mit der Plastischen Chirurgie von der Körpervorstellung oder vom sogenannten Körperschema gesprochen werden. Die äußere Erscheinung hat einerseits eine soziale Funktion, andererseits ist sie ein veränderlicher Faktor der Körpervorstellung. Die psychosomatische Medizin hat in einem anderen Zusammenhang versucht, die Beziehung zwischen dem Körper und jenen Phänomenen, die man unter dem Begriff Seele zusammenfaßt, zu erklären und dem Einfluß der heilenden Behandlung zu öffnen. Heute ist eine ärztliche Tätigkeit schlecht vorstellbar, die nicht wenigstens die Grundprinzipien der Wechselwirkung zwischen Psyche und Physis berücksichtigt. In kaum einem anderen Fachgebiet der Chirurgie sind solche Überlegungen aber zugleich eine Voraussetzung der Diagnostik und der Indikationsstellung. Was also heißt „Funktion der äußeren Erscheinung" oder was ist „Körpervorstellung"?

Der Körper nimmt eine merkwürdige Zwischenstellung ein. Er kann manchmal nicht eindeutig dem „Innen" oder dem „Außen" zugeschrieben werden. Einerseits gehört er wesentlich zum Eigenerleben, ist also ein Teil des „Innen", andererseits ist es gar nicht so sicher, ob nicht Teile des Körpers in bestimmten Funktionen schon zur Außenwelt gehören. Es ist typisch, daß in der Umgangssprache manche Organe gerade aus dem primären Geschlechtsbereich in der 3. Person angesprochen werden, weil sich ihre Funktion so oft unabhängig vom eigenen Willen macht („Es" geht nicht, statt: Ich kann nicht).

Daß der Körper in der Zwielichtzone zwischen dem „Innen" und dem „Außen" steht, ist also auch erlebnismäßig nachvollziehbar. Ganz vereinfacht ergeben sich daraus zwei Feststellungen.

1. Nach Alfred Adler manifestieren sich seelische Konflikte im weitesten Sinne sehr häufig im körperlichen Bereich. Entweder sie schlagen sich ganz allgemein im Physischen nieder, oder eine organische Minderwertigkeit führt als „Punctum minoris resistentiae" zu seelischen Konsequenzen.

2. Körpervorstellungen — das, was Paul Schilder das Körperschema genannt hat — besitzen eine innere Repräsentanz und haben damit eine ganz entscheidende psychologische Wirkung. Das heißt, die Vorstellung dessen, was man selbst ist und wie man erscheint, spielt, ganz abgesehen von der Realität, eine ungeheure Rolle. Die meisten Dinge, die das Körperbild beeinflussen, haben also auch seelische Rückkoppelungen.

G. Ch. Lichtenberg, der selbst infolge eines Sturzes in seiner Kindheit entstellt war, sagte: „Das Weltbild eines Menschen ist meist in entscheidender Weise durch sein Körpererlebnis geformt". Er nahm damit vorweg, was Schilder später über das Körperbild schrieb: „Wir sollten die Bedeutung von Schönheit und Häßlichkeit im menschlichen Leben nicht unterschätzen. Schönheit kann ein Versprechen vollkommener Befriedigung sein und kann zu dieser Befriedigung emporführen. Unsere eigene Schönheit oder Häßlichkeit wird nicht nur in dem Bild, welches wir über uns selbst gewinnen, eine Rolle spielen, sondern wird auch Bedeutung haben für das Bild, welches sich andere von uns machen und welches in uns selbst wieder aufgenommen wird. Das Körperbild ist das Ergebnis gesellschaftlichen Lebens. Schönheit und Häßlichkeit sind sicher nicht Phänomene des Einzelindividuums, sondern soziale Phänomene von größter Bedeutung."

Die Vorstellung vom eigenen Körper ist nicht angeboren. Sie wird in der Großhirnrinde aus einer Vielzahl verschiedener Impulse entwickelt, die über die sensiblen Nerven empfangen werden. Dieses Bild ist das Ergebnis von Empfindung über Raum und Lage und von Erinnerungen. Daher ist die Vorstellung vom eigenen Körper der Rahmen, in dem sich eine individuelle Reaktion mit der Umwelt in Beziehung setzt. Sie hat grundlegende emotionale Bedeutung.

Die Haltung gegenüber dieser Körpervorstellung — und ihrer Störung — wird wesentlich davon beeinflußt, wie die Umwelt darauf reagiert. Wenn zum Beispiel ein bestimmter körperlicher Defekt von der Umwelt akzeptiert wird, dann verliert dieser Defekt emotionale Bedeutung. In diesem Fall wird eine annehmbare Körpervorstellung aufgebaut, und das eigene Aussehen wird als zufriedenstellend empfunden. Die Reaktion hängt also auch mit wandelbaren kollektiven Maßstäben zusammen.

Die Körpervorstellung entwickelt sich in verschiedenen Lebensphasen. Zunächst wird sie vor allem durch das elterliche, besonders durch das mütterliche Verhalten gegenüber dem eigenen Körper geformt. Später kommt noch der Einfluß anderer Personen hinzu, mit denen das Kind in Berührung kommt. Noch später wird die Annahme dieser Körpervorstellung durch das tatsächliche oder durch das erwartete Verhalten von Freunden, Berufskollegen und vor allem vom Ehepartner beeinflußt.

Wenn es zur Unzufriedenheit über einen bestimmten Körperteil kommt, dann kann sich diese spezielle Abneigung auf die ganze Körpervorstellung ausdehnen. Psychiater wissen, daß ein verstörter Mensch sich selbst der ärgste Feind ist. Die Ausdehnung eines Konfliktes, der im Zusammenhang mit einer minimalen Störung der äußeren Erscheinung steht, geht nach einem Schema vor sich, das der Engländer R. D. Laing einmal „den Angriff auf das eigene Selbst" genannt hat. Er entwirft dazu Beispiele in Form von Dialogen, die ungefähr so verlaufen:

Fritz: Ich sehe lächerlich aus mit dieser Nase.
Hans: Nein. Das stimmt überhaupt nicht.
Fritz: Es ist aber lächerlich, sich wegen einer Nase lächerlich vorzukommen, die offenbar gar nicht lächerlich ist. Du lachst mich ganz zu Recht aus, weil ich meine, daß Du über mich lachst, obwohl es gar nichts zu Lachen gibt.

Schon hat ein minimaler Defekt der äußeren Erscheinung Munition für den Generalangriff auf das eigene Selbstbewußtsein geliefert. Ein anderes Beispiel:

Inge: Die Narbe im Gesicht bringt mich noch so weit, mir das Leben zu nehmen.
Lisa: Es gibt Tausende, die noch viel schlimmere Narben im Gesicht haben, die dabei ganz glücklich sind und die nicht im Traum daran denken, sich das Leben zu nehmen.
Inge: Wenn ich mir wegen einer Narbe das Leben nehmen will, obwohl sonst niemand im Traum daran denkt, sich wegen einer solchen Narbe das Leben zu nehmen, dann sollte ich mir wirklich das Leben nehmen.

Über ähnliche gedankliche Teufelskreise muß sich auch der plastische Chirurg im klaren sein, wenn er zum Beispiel dem Patienten eine psychiatrische Evaluation vorschlägt. Das heißt, der Chirurg muß dem Patienten nicht nur seine Gründe dafür mitteilen, sondern ihm auch die diagnostischen Vorgänge klarmachen. Anderenfalls riskiert der Arzt beim Patienten eine Schluß-Kette etwa der folgenden Art:

Patient: Die Form meiner Nase belastet mich sehr.
Arzt: Verstehe ich gar nicht. Ihre Nase ist doch ganz in Ordnung.
Patient: Ich bestehe darauf, daß Sie operieren.
Arzt: Dann bestehe ich auf einer vorhergehenden psychiatrischen Untersuchung.
Patient (aber nur in Gedanken): Ich habe also nicht nur eine häßliche Nase. Ich bin außerdem auch noch verrückt.

Ein solcher Schluß ist zwar falsch, aber der Patient kann dies nicht erkennen, und gerade deshalb ist diese Folgerung für ihn so schädlich.

Um die Zuspitzung auf eine psychologische Beurteilung wenigstens in dieser Form zu vermeiden, haben einige plastische Chirurgen die psychiatrische Evaluation routinemäßig vor jeder anaplastischen Operation eingeführt. Zu nennen sind vor allem Edgerton, Converse und MacGregor.

Jeder Mensch ohne stabilen Bezugsrahmen, in dem er sich selbst sieht, empfindet Angst, wenn er plötzlich, beispielsweise nach einem Unfall, vor die Aufgabe gestellt wird, eine körperliche Veränderung zu verarbeiten. Es ist deshalb besser, möglichst schnell etwas zu unternehmen, wenn eine gut entwickelte Körpervorstellung durch eine körperliche Veränderung bedroht ist. Damit ist über die Art der Gegenmaßnahme vorerst noch nichts ausgesagt.

Die Veränderung der Körpervorstellung geht langsam vor sich. Sie mißt sich nach einer Verletzung immer wieder an der Realität und an den Wunschvorstellungen. Der Fortgang der Entwicklung wird dauernd von der Angst beeinflußt, die durch das Verhalten der Mitmenschen hervorgerufen wird.

Das Individuum verteidigt sich gegen diese Angst auf vielfältige Weise. Es kann die Angst als den Wunsch projizieren, den anderen möge Gleiches widerfahren. Aus diesem Wunsch können Schuldgefühle entstehen. Die Angst kann außerdem dadurch behoben werden, daß man die Verletzung der körperlichen Integrität als Strafe für etwas betrachtet, was man getan hat.

Eine Störung kann auch zu einer Veränderung der Beziehung zu anderen Personen führen. Ein typisches Beispiel hierfür ist der Versuch, die Angst zu vermeiden, indem man sich zurückzieht und abkapselt. Dem körperlich Verletzten gelingt es dann, seinen Defekt zu verbergen, aber er entfernt sich dabei aus der Gesellschaft.

Eine andere Abwehrreaktion ist die Aggression gegenüber anderen, besonders dann, wenn Gefühle der Beschämung geweckt worden sind.

Eine weitere Reaktion ist es, den Defekt übertrieben ungeniert zu zeigen, als wollte man jeden in seiner Umgebung geradezu herausfordern, darauf zu reagieren.

Es kann auch sein, daß der eigene Körpermangel — das ist gelegentlich bei Kriegsverletzungen der Fall — in die Verantwortung anderer verlegt wird. In der Regel entwickelt sich dann auch eine bestimmte Überbetonung einer Weltanschauung, die den erlittenen körperlichen Schaden nicht als Unglück, sondern als Leistung gegenüber dem Volksganzen ausweist und den Verletzten damit tröstet.

Schließlich kann es noch dazu kommen, daß der Defekt hingenommen wird und damit die Tatsache, daß der eigene Anblick andere zurückstößt. Der Betroffene wird dann versuchen, vorsichtig zu sein, er wird plötzliche Gegenüberstellungen vermeiden wollen oder besonderen Charme entwickeln. In dieser Tarnung mag ein Moment der Feindseligkeit liegen, aber es gelingt dem Betroffenen, sich zu verteidigen oder sich in eine befriedigende gesellschaftliche Lage zu bringen. Die Fälle, in denen ein körperlicher Defekt durch außerordentliche und von der Umgebung als positiv empfundene Leistungen oder Eigenschaften kompensiert wird, sind selten.

Plastisch-chirurgische Patienten-Typen

Am aufschlußreichsten sind Untersuchungen über psychologische Zusammenhänge bei plastisch-chirurgischen Operationen, die in angelsächsischen Ländern angestellt wurden. Besonders der Nordamerikaner Edgerton hat durch seine Veröffentlichungen ganz entscheidende Einblicke vermittelt. Sie sind das Ergebnis einer engen Zusammenarbeit zwischen Chirurgen, Psychiatern, Psychologen und Soziologen. Wenn man die beweiskräftigen Untersuchungsergebnisse vergleicht, dann zeigen sich, abgesehen von den Unterschieden, die mit der soziologischen Struktur bestimmter geographischer Gebiete zusammenhängen, prinzipielle Übereinstimmungen. Die eigenen Untersuchungen und Beobachtungen, die sich auf eine Zeitdauer von 15 Jahren und auf etwa 900—1000 Eingriffe pro Jahr beziehen, weichen nur minimal von den erkennbaren Trends ab. Um die psychiatrische Implikation der Plastischen Chirurgie zu beschreiben, soweit sie gegenwärtig erkannt wird, möchte ich nachfolgend einige Untersuchungen im Zusammenhang mit ganz bestimmten Patienten- oder Eingriffstypen als Beispiele wiedergeben.

Wenn dabei von Psychiatrie die Rede ist, dann handelt es sich um den gleichlautenden Begriff nach seiner Definition in den angelsächsischen Ländern. „Die Psychoanalyse hat in den angelsächsischen Ländern einen breiten Einfluß auf das medizinische Denken und auf das der Öffentlichkeit ausgeübt. Das geht nicht nur daraus hervor, daß praktisch eine volle Verschmelzung der klassischen Psychiatrie und der Psychoanalyse stattgefunden hat" (Alexander Mitscherlich). Wie kann nach heutigen Maßstäben ein plastischer Chirurg diejenigen Patienten erkennen, für die ein anaplastischer Eingriff erfolgversprechend ist? Ein allgemeines Mißverständnis gegenüber Patienten mit dem Wunsch nach einem anaplastischen Eingriff zur Verbesserung ihrer äußeren Erscheinung ist, daß sie nur die Verschönerung suchen oder eine Erfüllung ihrer perfektionistischen und infantilen Wünsche auf gesellschaftlichen Erfolg oder Popularität. Unsere Beobachtungen zeigen vielmehr, daß solche Patienten oft ernste Probleme der personellen Funktion haben. Ziel muß es vor allem sein, die bewußte Überbewertung bestimmter Körpervorstellungen zu überwinden und sich über emotionale Barrieren hinwegzusetzen, um besser mit dem Leben fertig zu werden. Eine Änderung der physischen Erscheinung bedeutet den Patienten eine Änderung der Basis ihrer persönlichen Wirkung.

Julien Reich schildert eine Untersuchung von 750 Patienten, die eine chirurgische Änderung ihres Aussehens verlangten: 36% dieser Patienten zeigten eine offensichtlich normale Persönlichkeit mit einer ganz realistischen Einstellung zu einer objektiven Deformität. Sie betonten ästhetische Gründe oder Hemmungen, die mit der eigenen Deformität zusammenhingen. 62% dieser Patienten ließen emotionale Labilität oder Persönlichkeitsstörungen erkennen. Sie bezogen sich zwar wie die anderen Patienten auch auf objektive Deformitäten, aber dadurch wurden psychologische und psychosoziale Faktoren nur schlecht verborgen. Die Betonung lag auf Störungen der zwischenmenschlichen Beziehungen und einem zwanghaften oder perfektionistischen Persönlichkeitstyp.

2% erwiesen sich als realitätsfern. Sie demonstrierten Selbsttäuschungen im Zusammenhang mit einer tatsächlichen oder eingebildeten Deformität.

Reich schreibt: „Ein Individuum, das eine chirurgische Änderung seines Aussehens verlangt, wird nicht nur von ästhetischen Faktoren motiviert. Wenn man den angegebenen Hauptgrund für solch einen Wunsch untersucht (bewußte Motivation), findet man, daß dem psychologische oder psychosoziale Faktoren zugrunde liegen, deren Lösung man von einer Änderung des Aussehens erwartet. In unserer Untersuchung konnten wir die bewußte Motivation für den Korrekturwunsch wie folgt aufschlüsseln:

59% der Patienten wollten ein Merkmal beseitigen, das bei ihnen Hemmungen verursachte, unerwünschte Aufmerksamkeit erregte oder abfällige Bemerkungen hervorrief.

16,5% wollten etwas beseitigen, was sie als Hindernis für ihr soziales Angenommenwerden, bei der Gewinnung von Freunden und beim Finden eines Ehepartners ansahen.

14,7% wollten ihre Chancen zur Erreichung einer gewünschten Art von Anstellung erhöhen.

5,6% wollten ein anderes Aussehen gewinnen oder ein neues Kapitel in ihrem Leben gewinnen, während

4,1% ihr Bedürfnis befriedigen wollten, bewundert zu werden oder die Bewunderung anderer wiederzugewinnen.

Das bestätigt die Beobachtung von Hill und Silver (1950), daß die Motivation für den Wunsch nach Plastischer Chirurgie fast immer ausgelöst wird bei einer länger dauernden Frustration in entscheidenden zwischenmenschlichen Beziehungen. Der endgültige Entschluß zur Operation wird oft gefaßt, wenn irgendein akutes Ereignis vorher ausreichende Selbstschutzmechanismen verändert hat."

Ein weiteres Mißverständnis im Zusammenhang mit Patienten, die, um ihr Äußeres zu verbessern, chirurgische Hilfe suchen, ist die Vermutung, daß der neurotische oder psychisch gestörte Patient schon von vornherein schlechte Erfolgsaussichten hat. Untersuchungen zeigen, daß auch neurotische oder psychopathische Patienten aus anaplastischen Eingriffen Nutzen ziehen können; vor allem dann, wenn die Operation von einem Psychiater vorbereitet wird. Die Vermutung liegt nahe, daß zur Zeit eine sehr große Zahl von Patienten operiert wird, über deren psychische Störungen man sich nicht im klaren ist, weil man gar nicht danach forscht.

Ganz ähnlich sind in diesem Zusammenhang auch die Schlußfolgerungen, zu denen MacGregor und ihre Mitarbeiter nach entsprechenden Studien gekommen sind. Sie plädieren für *eine psychiatrisch-chirurgische Zusammenarbeit* und fassen zusammen:

1. Der Psychologe kann dem Patienten eine andere als die operative Möglichkeit der Behandlung klarmachen, wenn sie für ihn günstiger ist.

2. In Fällen schwerer akuter psychischer Störung kann der Psychiater die Ablehnung der Operation begründen.

3. Für viele Patienten bedeutet die Klärung ihrer psychologischen Situation eine ruhigere postoperative Phase.

4. Patienten, die Psychotherapie brauchen, sind dazu eher nach plastischen Eingriffen bereit. Die frühzeitige Einschaltung des Psychiaters kann beide Maßnahmen (die operative und die psychotherapeutische) wirksamer gestalten.

Die Untersuchungen dieser Autorengruppe bestätigen, daß „eine psychiatrische Diagnose" weder als Indikation für noch als Indikation gegen einen anaplastischen Eingriff gewertet werden kann. Das wesentliche Kennzeichen dieser Studien ist die sachkundige psychiatrische Betreuung vor, während und nach der Operation.

Man muß sich darüber im klaren sein, daß solche Voraussetzungen in unserem Sprachraum kaum existieren.

Sicher wird sich bei uns der Patient auch nicht ganz so leicht einer psychiatrischen Evaluation oder gar Behandlung unterwerfen. „Bei einem Kranken, der von sich aus den Psychoanalytiker aufsucht, darf man meist Bereitschaft voraussetzen, sich mit den Problemen seiner Person auseinanderzusetzen. Das gilt nicht für die Mehrzahl der Kranken, die man in die Ambulanz einer psychosomatischen Klinik überwiesen bekommt" (Alexander Mitscherlich).

Ähnlich ist die Lage bei Patienten, die eigentlich zum plastischen Chirurgen gehen wollten und sich dann plötzlich dem Psychologen gegenüber sehen. In der Regel wird man bei uns mit einer heftigen Abwehr gegen die Zumutung einer psychiatrischen Beurteilung zu rechnen haben, da die Vorurteile gegen die Psychiatrie bei uns noch sehr groß sind. Wie begründet diese Abwehr ist, zeigt ein Fall, der sich im inneren Bereich einer modernen und großen Klinik kürzlich abgespielt hat.

Eine 38jährige Operationsschwester, unverheiratet wegen einer starken Bindung an die Mutter, klagt über Beschwerden am rechten Arm. Dies hindert sie am Instrumentieren. Es handelt sich um ein Gefühl der Kraftlosigkeit und um schmerzhafte Zustände. Neurologische, elektromyographische und röntgenologische Untersuchungen ergeben keinen Befund. Dies und eine Reihe anderer Faktoren verstärken den Verdacht, daß den Beschwerden ein seelischer Konflikt zugrunde liegt. Man beschließt, der Operationsschwester eine psychotherapeutische Behandlung nicht nur anzuraten, sondern sie ihr auch administrativ (Kosten, Dienstbefreiung) zu ermöglichen. Nach einem Gespräch mit der Oberschwester wird dann davon Abstand genommen. Sie erklärt, die Operationsschwester würde durch eine psychiatrische Behandlung so stigmatisiert, daß sie ihren Beruf nicht weiter ausüben könne, ,,weil niemand eine Operationsschwester haben will, die in psychiatrischer Behandlung war".

,,Ein Patient, der sich — jedenfalls in Deutschland — in psychotherapeutische, speziell psychoanalytische Behandlung begibt, tut nach wie vor gut daran, diese Tatsache zu verschweigen" (Alexander Mitscherlich).

Nach anaplastischen Eingriffen zeigen die Patienten in der unmittelbaren postoperativen Periode eine ziemlich hohe Rate emotionaler Störungen. Klinisch werden diese Störungen als Angstzustände, Weinkrämpfe, Depression, Furcht allein gelassen zu werden und übertriebene Reaktion auf die chirurgische Nachbehandlung sichtbar. Der Höhepunkt solcher Reaktionen liegt am 3. Tag nach der Operation. Sie sind beinahe mit Sicherheit vorauszusagen, wenn der behandelnde Chirurg aus irgendeinem Grund die Stadt verläßt und die Weiterbehandlung an einen anderen Chirurgen übergibt.

Unsere Beobachtungen und Erfahrungen lassen sich wie folgt zusammenfassen.

Der plastische Chirurg soll:

1. Eine gute Beziehung zum Patienten aufbauen, um beurteilen zu können, ob eine seelische Krise vorhanden ist.
2. Herausfinden, was sich der Patient von dem Eingriff erwartet.
3. Den Patienten über die Möglichkeiten und Grenzen des operativen Eingriffs informieren und ihm die Wichtigkeit und Notwendigkeit der voroperativen und postoperativen Behandlung klarmachen.
4. In entsprechenden Fällen den Patienten auf die Möglichkeit eines Mißerfolges oder einer Nachoperation aufklären sowie über Zeitdauer, Arbeitsunfähigkeit und Höhe der Kosten.
5. Eine informierte Zustimmung zur Operation erlangen und in der Krankengeschichte vermerken. Die entsprechenden Gespräche in Gegenwart von Zeugen führen und in Grenzfällen eine Einverständniserklärung unterschreiben lassen. Jeden Fall vor und nach der Operation photographisch dokumentieren.
6. Die Fähigkeit des Patienten prüfen, einen Mißerfolg zu ertragen. In fraglichen Fällen psychologische Unterstützung suchen, damit die psychologische Behandlung schon vor der Operation und nicht erst nachher beginnen kann.
7. Betonen, daß das Resultat nur Verbesserung und nicht Perfektion sein kann.
8. Den Patienten über die postoperativen Unannehmlichkeiten, die zu erwartende Depression und die Abneigung Nahestehender oder Familienangehöriger gegen einen derartigen Eingriff informieren.
9. Dem Patienten klarmachen, daß das Endresultat erst einige Monate nach der Operation feststellbar ist.
10. Sich auf mögliche Perioden der Angst nach der Operation vorbereiten und Termine so anordnen, daß in keinem Fall die Nachbehandlung ,,übergeben" werden muß.

Die entscheidende Frage für den plastischen Chirurgen ist aber: Wann muß er eine Operation ablehnen, wenn er nicht den heute geltenden Erkenntnissen über psychologische Zusammenhänge zuwiderhandeln will?

Die Operation soll verweigert werden, wenn der Patient:

1. Vor dem Feststellen geringfügiger Mängel der äußeren Erscheinung eine lange Vorgeschichte psychologischer Störungen zeigt.
2. Glaubt, daß wegen eines minimalen Defektes andere immer über ihn lachen oder über ihn reden.
3. Seine mangelnde soziale Anerkennung ausschließlich auf diesen Defekt zurückführt.
4. Nur eingebildete Mängel hat.
5. Männlichen Geschlechts ist und eine Verbesserung geringfügiger Mängel wünscht. Vor allem, wenn er weiblicher aussehen will.
6. Sich wegen des gleichen geringfügigen Mangels bereits mehreren Operationen unterzogen hat (es sei denn, sie waren schlecht ausgeführt).
7. In bestimmten Fällen bereits nach der ersten Operation ein perfektes Ergebnis erwartet, obwohl ihm gesagt wurde, daß dazu mehrere Operationen notwendig sind.
8. Mehr erhofft, als man erreichen kann (Bilder von Filmstars mitbringt).
9. Einen besonders dramatischen Effekt der Operation auf andere, etwa die Zurückgewinnung eines verlorenen Liebhabers, erwartet.
10. Unrealistische Vorstellungen über seine beruflichen und emotionalen Möglichkeiten als Folge der Operation hat.

Man kann hinzufügen, jedes außergewöhnliche Drängen („die Operation muß sofort gemacht werden, sonst passiert ein Unglück" — Dem Arzt wird gedroht, ihn für die Folgen haftbar zu machen) spricht gegen eine Operation. Es ist eine gute Regel, Patienten zu bitten, in einem Abstand von einigen Wochen noch einmal in die Sprechstunde zu kommen. In allen obengenannten Fällen sollte nur operiert werden, wenn ein psychologischer Berater dies für empfehlenswert hält.

Psychologische Implikationen bei anaplastischen Eingriffen

Um die Überlegungen bei anaplastischen Eingriffen zu konkretisieren, sollen nun eine Reihe von Behandlungstypen und die dazugehörigen Untersuchungen wiedergegeben werden. Wir haben anaplastische Operationen ausgewählt, weil gerade sie gegenüber den konstruktiven und rekonstruktiven plastischen Maßnahmen deutlich auf die Problematik der Plastischen Chirurgie hinweisen. Auf den ersten Blick handelt es sich also um Krankheitsgeschehen, denen die Dramatik der schweren Entstellung oder der schweren Funktionsstörung fehlt. ,,In diesem Bereich" schreibt Klaus Dörner ,,ist der Leidende von der erlebten — wirklichen oder vermuteten — Körperabweichung nicht zu trennen, ist er durch diese hindurch sich selbst Problem, ist diese, ohne erlebt zu werden, nichts. So läßt sich nachgerade die paradoxe Relation aufstellen: Je scheinbar geringfügiger und äußerlich schwächer ausgeprägt der Schaden ist, das ‚pathologische Substrat', desto psychisch tiefgreifender und evtl. sozial folgenschwerer das Leiden." Mit anderen Worten: Gerade jener Defekt der äußeren Erscheinung, den die Öffentlichkeit ungern als ,,ernste" Krankheit akzeptiert, macht es dem Betroffenen oft so schwer. Wenn er aber daran leidet, ohne dies nach allgemeinen Maßstäben vernünftig begründen zu können, so fühlt er sich außerhalb der Norm, und Schuldgefühle kommen hinzu. Der Patient, der vom plastischen Chirurgen einen anaplastischen Eingriff verlangt, bringt alle Probleme im Zusammenhang mit der Entfaltung seiner Persönlichkeit in die Sprechstunde. Er kann also nicht nur Objekt einer Behandlung sein. Er ist Partner des Arztes. Auf der anderen Seite kommt der Chirurg nicht selten in die Versuchung, die Rolle des Magiers, der alles im Leben durch seinen Eingriff regeln kann, anzunehmen.

Brustkorrektur

Ein Kollege aus den Vereinigten Staaten berichtete mir, daß ihm eine Patientin anbot, die Kosten einer Brustvergrößerung durch den Verkauf der Hornhaut eines ihrer Augen zu finanzieren. Das Beispiel zeigt, wie sehr sich die Rangordnung von Defekten für den Einzelnen ändern kann. Obwohl eine Frau mit einer Mammahypoplasie in ihrem Sexualleben, damit in ihrem Selbstwertgefühl, schwer belastet sein kann, weist ein solches Angebot doch auf eine Besessenheit hin, die einer psychologischen Klärung bedarf. Das Beispiel ist aber ein ganz extremer Fall. Der Anteil von emotionalen Störungen ist gerade im Zusammenhang mit Brustkorrekturen nach unseren Beobachtungen besonders niedrig.

Das ist überraschend, denn die weibliche Brust hat in unserer Kultur eine ganz besondere emotionale Bedeutung. Reklame und Massenmedien haben sie zu einem Ausweis des Sexualprestiges gemacht, religiöse Vorstellungen tabuisieren sie noch immer, und der Kult von Mutterschaft und Gebärtüchtigkeit hat sie ideologisiert. Trotz einer nach außen hin freieren Beschäftigung mit der Nacktheit sind einige Ängste im Zusammenhang mit der weiblichen Brust ungebrochen.

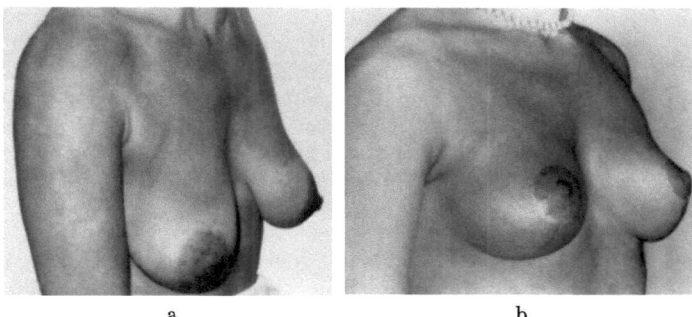

Abb. 12. a Ptotische hypertrophe Brust bei einer 28jährigen Patientin, b Zustand nach Mammaplastik in der Methode von Strömbeck, 1 Jahr p. op.

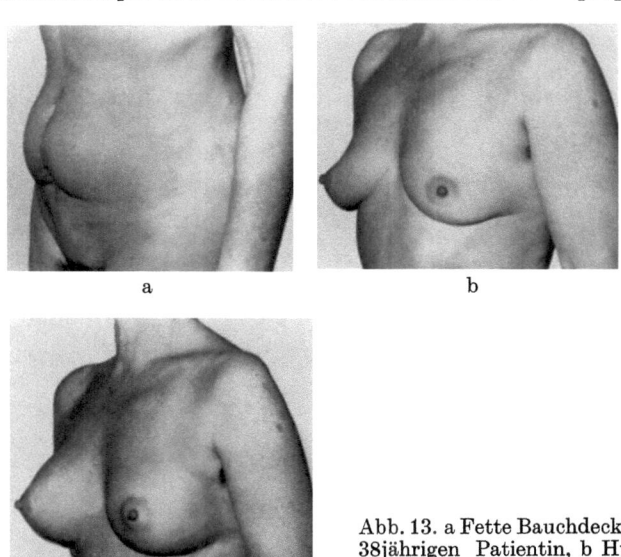

Abb. 13. a Fette Bauchdecke bei einer 38jährigen Patientin, b Hypoplastische, ptotische Brust bei der gleichen Patientin, c Reduktion der Bauchhaut, Implantation des Corium-Fettgewebsblocks beiderseits zur Mammaaugmentation

Zwei unterschiedliche Indikationen und Operationsmethoden stehen im wesentlichen zur Diskussion: Die Verkleinerung oder Straffung der zu großen oder erschlafften Brust durch sorgfältig geplante Brustdrüsen- und Hautexcision (Abb. 12) und die Vergrößerung einer zu kleinen weiblichen Brust mit körpereigenem Fettgewebe (Abb. 13) oder Kunststoffimplantation. Es ist evident, daß sich bei Brustverkleinerungen die Indikation viel häufiger aus dem organischen Zustand stellt, während bei der Brustvergrößerung der Eingriff vor allem durch die psychische Lage motiviert wird. Deshalb ist auch die zuverlässige Indikationsstellung bei der Augmentation für den Chirurgen etwas schwieriger, die Kontraindikationen sind weniger offensichtlich. Nach meiner Erfahrung trifft nur eine Brustvergrößerung auf sieben Brustverkleinerungen.

In zahlreichen histologischen Studien sowie jahrelangen Beobachtungen und Untersuchungen an operierten Patientinnen mit Mammahyperplasie konnte nachgewiesen werden, daß eine Reduktionsplastik nicht zu einer erhöhten Carcinomanfälligkeit im Brustdrüsengewebe führt.

Tibor de Cholnoky ging in einer weltweiten Umfrage der Frage nach, welche Komplikationen im weiblichen Brustdrüsengewebe nach Implantationen auftreten können. 265 namhafte plastische Chirurgen gaben an, bei 10941 Patientinnen eine Mamma-Augmentation mit unterschiedlichem Material vorgenommen zu haben. Nach einer Beobachtungszeit bis zu 18 Jahren betrug der Anteil an bösartigen Tumoren 0,007%. Dieser niedrige Prozentsatz überrascht. Er mag seine Erklärung darin finden, daß die Mehrzahl der Operierten noch nicht das „Krebsalter" erreicht hat oder daß eine unterentwickelte Brust von vornherein weniger zu einer malignen Entartung neigt.

Eine postoperative Untersuchung von 34 eigenen Patientinnen mit Mammahypoplasie oder Aplasie ist sehr aufschlußreich. Es wurde körpereigenes Corium-Fettgewebe oder alloplastisches Material mit glatter Oberfläche verwandt. Alle 34 Patientinnen waren bereit, die gleiche Operation, wenn notwendig, noch einmal machen zu lassen.

Bei keiner Patientin war es zu Komplikationen (Sekundärheilungen, Wiederherausnahme der Implantate) gekommen, alle fühlten sich ganz allgemein in ihrer persönlichen, ehelichen und gesellschaftlichen Situation verbessert.

Über gleich gute Erfahrungen berichten Edgerton und seine Mitarbeiter.

Bei den Patientinnen, die eine *Brustvergrößerung* wünschen, fällt auf:

1. Die Mehrzahl sind verheiratete Frauen um 30 Jahre, deren eheliche Situation belastet ist. Nur ein geringer Prozentsatz sucht die Brustvergrößerung unmittelbar aus beruflichen oder finanziellen Gründen.

2. Diese Patientinnen sind meist aktiv, unternehmungslustig, körperlich anmutig, oft hübsch und gesellschaftlich sicher. Sie wissen, daß sie attraktiv sind und wollen dies anerkannt sehen. Alle Anzeichen hysterischer Verführungssucht oder depressiven Verhaltens sind verdeckt oder verändert. Gefühle der Angst oder Verzweiflung werden nicht geoffen-

bart, es sei denn, die Patientin wird nach psychologischen Gesichtspunkten befragt. Die Mehrzahl dieser Patientinnen berichtet über eine unglückliche Kindheit.

3. Die Patientinnen sind ausnahmslos über das Ergebnis erfreut. Die Ursache ist eine gewachsene Selbsteinschätzung und die Behebung eines dauernd bewußten Mangels. Bei einigen von ihnen hat sich nach der Operation eine schwere Berührungsangst, in bezug auf die Brust, wesentlich gebessert. In anderen Fällen wurden von der Patientin und vom Ehepartner eine Verbesserung der ehelichen Beziehungen bestätigt.

Neben dem vorher aufgestellten Fragenkatalog (S. 68 u. 69), der für die Zusammenarbeit von plastischem Chirurgen und Patienten wichtig ist, sind folgende *Kontraindikationen bei der Mammaaugmentation* zu beachten:

1. Vorliegende Krebsangst bei der Patientin.
2. Das Vorkommen eines Brustabscesses vor kurzer Zeit.
3. Mehr als ein früherer Mißerfolg beim Versuch, die Brust operativ zu vergrößern.
4. Eine diffuse schmerzhafte Mastopathia cystica.

Nasenkorrektur

Eine Betrachtung des Patienten, der eine Nasenkorrektur verlangt, kommt zu anderen Ergebnissen. Klar wird aber auch hier, daß jeder Chirurg, der beabsichtigt, anaplastische Eingriffe auszuführen, es mit komplizierteren Sachverhalten zu tun hat als den offensichtlichen.

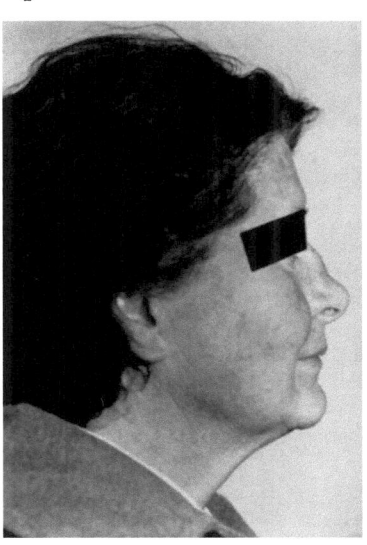 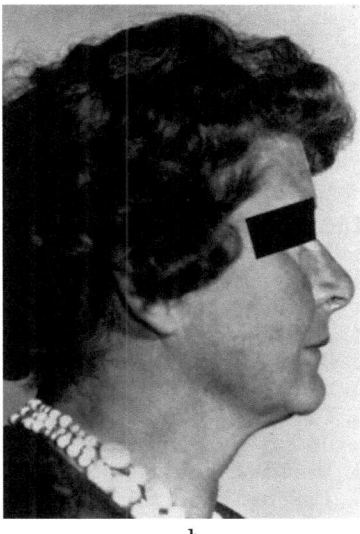

a   b

Abb. 14. a Sattelnase nach Unfall bei einer 52jährigen Waldarbeiterin. Behinderte Nasenatmung, b 1 Jahr nach der Operation: Partielle Septumresektion und autologe L-Span-Knorpelimplantation von oral

Unabhängig von den technischen Problemen steht bei diesen Operationen die Tatsache im Vordergrund, daß der Patient sich seines Mangels in besonderer Weise bewußt ist. Die Form der Nase wird dauernd verglichen. Sie löst viel leichter Kommentare aus als andere Teile der äußeren Physis. Reaktionen der Umwelt werden hier nicht — wie etwa bei einer mangelhaft entwickelten Brust — durch den Takt zurückgehalten (Abb. 14, 15).

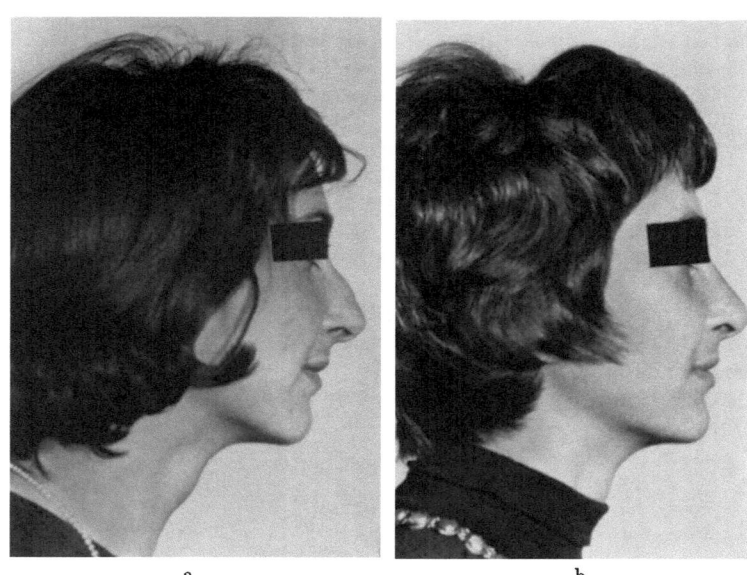

a b
Abb. 15. a Höckernase vor, b und nach der Operation

Die Mehrzahl der Patienten, die sich zu einer Nasenkorrektur entschließen, berichten über eine gewisse Abneigung der engeren Familienmitglieder gegen das Operationsvorhaben. Die häufigsten Gründe für diese Haltung sind:
1. Die Furcht für die Sicherheit des Patienten.
2. Die Unfähigkeit, die Notwendigkeit der Operation aus ästhetischem Grund einzusehen.
3. Die Unempfindlichkeit gegenüber den Gefühlen des Patienten in bezug auf die Deformität.
4. Moralische und religiöse Gründe.
5. Das Bedauern von seiten der Eltern darüber, daß ein Familienmerkmal vom Patienten als nicht akzeptabel betrachtet wird.
6. Die Befürchtung, die Zuneigung eines Partners zu verlieren, wenn durch eine Verbesserung des Aussehens das Interesse anderer geweckt wird.

Einige Angehörige betrachten die Nasenkorrektur wohlwollend oder fordern die Operation, obwohl der Patient noch zu zögern scheint. Die Gründe für diese Stellungnahme sind:

1. Die Erfahrung einer ähnlichen Operation und ihrer Vorteile an sich selbst.
2. Schuldgefühle, für das Bestehen der Deformität verantwortlich zu sein.
3. Versuche, die sozialen oder wirtschaftlichen Chancen eines nicht attraktiven Sprößlings zu verbessern.

Die Feststellung, daß eine Nase bestimmte charakterliche Rückschlüsse zuläßt, findet sich in der täglichen Umgangssprache wesentlich häufiger als Hinweise auf altersbedingte Veränderungen der äußeren Erscheinung. Das ist wahrscheinlich auch einer der Gründe, weshalb der Anteil der nach einer Nasenoperation „zufriedengestellten" Patienten kleiner ist als bei vergleichbaren Gruppen, die andere operative Korrekturen wünschen. Jeder plastische Chirurg macht die erstaunliche Erfahrung, daß gelegentlich Patienten trotz bester „formaler" Ergebnisse unzufrieden bleiben und daß trotz einer gelegentlich beispielhaften Verbesserung der Nasenform sogar eine Verschlechterung der Persönlichkeitsfunktion zu beobachten ist.

Manchmal erscheint es so, als projiziere der Patient Probleme ganz anderer Art auf seine Nase. Diese Projektion gelingt um so leichter, wenn die Nase tatsächlich unförmig ist. Wird sie korrigiert, dann wirkt der Patient in Einzelfällen so, als sei es ihm unangenehm, dieser einleuchtenden Projektionsmöglichkeit beraubt worden zu sein, als habe er eine „Krücke" verloren. Er sieht sich dann plötzlich vor der Aufgabe, die Gründe für gesellschaftliches Versagen, für Angst oder Lebensuntüchtigkeit bei sich zu suchen. Der Patient „ist nicht mehr er selbst", er „hat Schwierigkeiten beim Atmen", obwohl keinerlei anatomische Indizien dafür vorliegen, er „ist sich fremd".

Ein Beispiel aus der eigenen Praxis scheint mir besonders aufschlußreich zu sein.

Eine junge Dame war längere Zeit außerordentlich stark emotional an einen Mann gebunden, der von Beruf Photograph war und mit dem sie als Photomodell zusammenarbeitete. Es kam zu Konflikten in dieser Beziehung, weil sich der Mann zurückzog. Er beschäftigte sie beruflich nicht mehr so oft wie vorher und begründete diese Tatsache damit, daß ihre Nase nicht photogen sei. Die junge Dame kam in die Sprechstunde und verlangte ganz bestimmte Veränderungen an der Nasenspitze. Zur Begründung dieses Operationswunsches übernahm sie die Rationalisierung ihres Bekannten. Sie erklärte, daß sie nur mit Hilfe einer solchen Operation in ihrem Beruf als Photomodell erfolgreich bleiben könne. Da sie in der Sprechstunde die Beziehung zu diesem Mann als vollkommen unbelastet darstellte und jeden Konflikt verschwieg, war nicht zu erkennen, daß sie durch eine operative Maßnahme ihren Freund zu einer weiteren beruflichen Zusammenarbeit verpflichten und damit ihre emotionale Bindung an ihn sichern wollte. Die Operation wurde ausgeführt, und das Ergebnis war perfekt. Die Entfremdung des Mannes allerdings wurde durch diesen Eingriff nicht rückgängig gemacht. Die Patientin sah sich in einer schwierigen Lage; sie mußte einsehen, daß der Mann sie aus ganz persönlichen Gründen nicht mehr so oft beschäftigt hatte. Gegen diese Erkenntnis wehrte sie sich mit allen ihr zur Verfügung stehenden Mitteln. Sie erklärte nun die nach technischen und ästhetischen Gesichtspunkten gelungene Korrektur zum Anlaß dafür, daß sich ihr Freund inzwischen ganz von ihr getrennt hatte. Die Folge waren mehrere Suicidversuche und Drohungen, juristische Schritte gegen den Operateur zu unternehmen, weil er durch eine Veränderung ihres Aussehens die entscheidende Bindung in ihrem Leben zerstört habe.

Wenn Huxley an einer Stelle seiner „Teufel von Loudun" schildert, wie exakt in bestimmten Organen der Sitz des Teufels in manchen Besessenheitsfällen lokalisiert worden sei, und daß dieser Teufel gelegentlich in den Exkommunizierenden fuhr, der ihn vertreiben wollte, dann ist das ein Vorgang, der für ähnliche Fälle in der Plastischen Chirurgie ein Gleichnis sein könnte. Jeder plastische Chirurg kennt Beispiele, bei denen er zum Sündenbock der Tatsache wird, daß seine Operation dem Patienten nur die Ausrede vor sich selbst „weggehext" hat. Wenn sich dann der Patient mit seinen fortdauernden Problemen an den Arzt hält, tut er es aus gewissem Recht, denn dieser hätte es wissen und ihm sagen müssen, daß der operative Eingriff seine Probleme nicht beseitigt.

„Jahrelang betrachtete man die Narbe, Hasenscharte oder mißgestaltete Nase als ein Handicap, und seine Bedeutung ist in der sozialen und emotionalen Anpassung ist unbewußt allumfassend ... Wenn man diesen Faktor durch chirurgische Ausbesserung entfernt, ist der Patient haltlos aus dem mehr oder weniger akzeptierbaren emotionalen Schutz, den er bot, geworfen und spürt bald zu seiner Überraschung und seinem Unbehagen, daß das Leben kein ganz und gar sanftes Dahinsegeln ist, selbst nicht für Leute mit makellosen ‚gewöhnlichen' Gesichtern. Er ist nicht vorbereitet, es mit dieser Situation ohne die Unterstützung durch ein ‚Handicap' aufzunehmen und wendet sich möglicherweise dem weniger einfachen, aber ähnlichen Schutz der Verhaltensmuster von Neurasthenie, Konversionshysterie oder der akuten Angstzustände zu (Baker und Smith ‚Facial disfigurements and personality', MacGregor et al., zit. von Goffman)."

Patientinnen mit einer ausgeprägten Höckernase, einer Sattelnase oder einer auffallenden Nasenspitze zeigen eine niedere Rate psychologisch faßbarer Störungen. Die Beschäftigung mit der Form ihrer Nase reicht meistens bis ins jugendliche Alter zurück. Bei einer Untersuchungsreihe von 100 Frauen stellten die meisten eine Ähnlichkeit ihrer Nase mit der des Vaters fest. Die Mutter war in der Regel kein geeignetes Modell für die Funktion in einer femininen Rolle, während zum Vater eine angenehme Bindung bestand. Im frühen Alter hatten sich diese Patientinnen vor allem mit ihm identifiziert. Diese Identifikation wurde aber später als Störung der weiblichen Rolle empfunden. Der Konflikt repräsentiert sich als Empfindung eines Formmangels der Nase. Obwohl sich dieses Schema auffallend konsequent wiederholt, ist es als Begründung für den Wunsch nach einem operativen Eingriff allein natürlich nicht ausreichend.

Der männliche Kandidat für eine Nasenkorrektur ist komplexer und zeigt nach der Operation weniger psychologische Verbesserungen. Der Anteil an psychopathologischen Bildern ist hoch. Die Anamnese zeigt Hinweise auf eine nicht bewältigte Abneigung gegen die Mutter und eine gewisse Unfähigkeit, sich leicht und für länger mit dem Vater zu identifizieren, der in der Regel selten da war und den Jungen roh oder abweisend behandelt hat. Die heterosexuelle Anpassung war meist überschattet von Angst, Hemmungen und Zurückhaltung.

Gerade bei Nasenkorrekturen können optimale Ergebnisse nur dann erzielt werden, wenn sowohl die chirurgisch operative Leistung excellent ist, als auch der Patient über die Grenzen der Möglichkeit eines solchen Eingriffs informiert wird. Die psychologische Evaluation des Patienten ist nicht nur Voraussetzung, sondern Teil der Behandlung.

Unter diesen Voraussetzungen können auch Nasenkorrekturen wesentlich dazu beitragen, das Selbstwertgefühl zu erhöhen.

Gesichtsspannung

Die erste Gesichtsspannung wurde verhältnismäßig spät unternommen. Lexer versuchte eine Meloplastik im Jahre 1906, aber der erste wissenschaftliche Beitrag über eine ähnliche Operation wurde erst 1912 von Hollander veröffentlicht.

Nach unseren Erfahrungen ist der männliche Patient, der eine Gesichtsspannung wünscht, über 60, der weibliche Patient im Durchschnitt 51 Jahre alt. Die Patientin ist eine Frau der oberen Mittelklasse, die gesellschaftlich aktiv ist und weiter sein will. Ein besonders hoher Prozentsatz von ihnen ist mit dem gleichen Partner verheiratet geblieben. Die Exploration ergibt, daß beinahe niemand die Operation wünscht, um seine beruflichen Möglichkeiten zu steigern. Die Vermutung, daß sich Frauen vor allem Gesichtsspannungen machen lassen, um in der beruflichen Konkurrenz zu bestehen, findet also kaum einen Beleg.

Unter den *Motivationen* sind bei Frauen die folgenden häufig: Die jüngeren zeigen Konflikte mit ihrem Partner oder hatten es schwer, sich in eine Erwachsenenrolle zu finden. Meist standen sie ihren Eltern feindselig gegenüber. Frauen im Alter zwischen 40 und 50 Jahren wollten „die Anzeichen des Alterns" beseitigen. Ältere Frauen, die unter einer Trennung von ihrem Partner oder ihren Kindern litten, fühlten sich einsam, verschanzten sich aber hinter einer betonten Vitalität und Fröhlichkeit. Sie „wollten niemandem etwas zu verdanken haben" und glaubten, daß der Eingriff ihnen „Selbstvertrauen" und die „Möglichkeit, neue Freunde zu gewinnen", verschaffen würde.

Bei den männlichen Patienten muß man vor allem die kulturellen Barrieren berücksichtigen, die ein Mann überwinden muß, bevor er einen Arzt aus diesem Grund konsultiert. Das gelingt nur denjenigen, die besonders stark motiviert sind. Und gerade sie zeigen in der Regel erhebliche emotionale Störungen.

Beim alternden Gesicht kann neben der hängenden, schlaffen Haut die Dynamik der neuromuskulären Aktivität eine entscheidende Rolle spielen. Umwelt, Erziehung und Stimmung des Einzelnen wirken in seinem Ausdruck. In klarer Abgrenzung der Möglichkeiten, was mit einer Gesichtsspannung erreicht werden kann, müssen vor dem Eingriff die Erwartungen des Patienten geprüft werden.

Wenn bei der Operation die betreffende Gesichts- und Halshaut weit genug unterminiert wird, kommt es vorübergehend zu unvermeidlichen Schwellungen und gelegentlich auch zu flächigen Hämatomen. Dieses durch die normale Gewebsreaktion entstandene postoperative Ergebnis bildet sich nur allmählich in 4—6 Wochen zurück. Der korrektursuchende operierte Patient ist zweifellos in dieser Phase sehr überfordert. Es ist gewöhnlich klug, dieses Problem mit den Angehörigen zu diskutieren, um sich bei der Bewertung der Frühergebnisse ihrer Mithilfe und wohlwollenden Reaktion zu versichern. Ihre günstige Stellungnahme spielt eine wichtige Rolle zur Unterstützung der Integration eines befriedigenden körperlichen Selbstbildes beim Patienten.

In diesem Zusammenhang ist es vielleicht gut zu wissen, daß gelegentlich einige Angehörige des Patienten diese vorübergehende Periode für ihre eigenen Zwecke ausnutzen, indem sie ihre aggressiven Tendenzen, Eifersucht, Reue oder Schuldgefühle befriedigen und durch ungünstige Bemerkungen bewußt oder unbewußt Konflikte im Patienten hervorrufen. Solche Reaktionen können das Sicherheitsgefühl des Patienten weiter untergraben und während dieser Anpassungsperiode einen überwältigenden Angstzustand produzieren, somit die möglichen günstigen Auswirkungen der Operation zunichte machen.

Beobachtungen an untypischen Patienten

Um die Situation der Plastischen Chirurgie unter dem Aspekt psychologischer und psychiatrischer Erkenntnisse zu betrachten, ist es ratsam, Untersuchungsergebnisse von anaplastischen Eingriffen zu vergleichen bei Patienten, die nicht der Norm entsprechen oder die sich in außergewöhnlichen Umständen befanden.

Die Betrachtung der psychologischen Implikationen bei anaplastischen Operationen bezieht sich

auf Beobachtungen an Heranwachsenden,
auf kleinere Korrekturen an männlichen Patienten,
auf anaplastische Eingriffe an Kriminellen zum Zwecke der Rehabilitation und
auf das Phänomen des Operationssüchtigen.

Es liegt auf der Hand, daß die Ergebnisse nur symptomatisch betrachtet werden dürfen und nicht ohne weiteres auf jede Gesellschaftsstruktur anwendbar sind. Die Trends, die sich aus den Zahlen ergeben, bleiben allerdings gleich.

Jugendliche Patienten

Der Jugendliche ist mehr mit der körperlichen Veränderung beschäftigt und macht sich mehr Gedanken darüber als jeder Patient einer anderen Altersgruppe. Seine Körpervorstellung befindet sich in einem ständigen Wechsel. Jede Veränderung muß innerlich verarbeitet und von der Umgebung sanktioniert werden. Gerade der Heranwachsende hängt sehr von äußeren Einflüssen ab, er testet sich ständig an seiner Umgebung, um persönlich anerkannt zu werden.

Nachuntersuchungen zeigen, daß physische Veränderungen von Jugendlichen leichter verarbeitet werden können als von Erwachsenen. Postoperative emotionale Störungen oder Identitätskrisen sind seltener und weniger schwer.

Bei Interviews nach vielen Jahren ergibt sich eine gewisse Tendenz, den operativen Eingriff zwar als erfolgreich und hilfreich einzuordnen, ihm aber nicht mehr die Bedeutung zuzumessen, die ihm zur Zeit der Operation zugemessen wurde. Gelegentlich wird auf inzwischen eingetretene Selbstbestätigung anderer Art (Beruf, Heirat) hingewiesen.

Minimalkorrekturen an männlichen Patienten

Der männliche Patient, der eine plastisch chirurgische Verbesserung seiner äußeren Erscheinung sucht (in allen untersuchten Gruppen war hier der Anteil an psychiatrischen Diagnosen besonders hoch), wird folgendermaßen beschrieben: Der Patient wirkt etwas verloren, auf der Hut, ernst. Seine Muskeln wirken übertrieben entspannt, so, als zwänge er sich dazu. Seine Stimme ist sanft, ohne besondere Betonung. Seine Affekte wirken wie eine besorgte vorsichtige Überdrüssigkeit. Meist ist er humorlos und etwas abwesend. Beim Austausch gesellschaftlicher Höflichkeiten ist er ungeschickt. Er versucht, seinen Fall so dringlich zu machen, wie die meisten Patienten, die anaplastische Hilfe suchen, wird aber offenbar das Gefühl nicht los, daß er sich nicht ganz begreiflich machen kann. Seine Kleidung ist ordentlich, neutral, farblos, als sei sie eine Art Tarnung, die es einem ermöglicht, ihn zu übersehen. Gesichtsausdruck und sprachlicher Ausdruck sind flach bis starr. Es ist nicht leicht, mit ihm zu reden, weil er gerne Stereotypen wiederholt, um Distanz zu halten und seine Phantasie zu unterdrücken. Affekte sind kaum vorhanden und wenn, dann in einer theatralischen Weise und unabhängig vom Gegenstand des Gesprächs.

Beobachtungen an der John Hopkins University in den Vereinigten Staaten zeigten, daß in dieser Untersuchungsgruppe ein auffallend hoher Prozentsatz von katholischen und romanischen Einwanderern der ersten Generation dabei war. Dies läßt die Vermutung zu, daß ihre Probleme mit dem zivilisatorischen Druck des Landes zusammenhängen.

Der größere Teil der untersuchten Patienten befand sich in einer akuten Veränderung der Lebenssituation, die ihre Leistungsfähigkeit herausforderte. Ein kleinerer Teil sah sich vor Aufgaben gestellt, bei deren Lösung er bereits einmal unter starken Einbußen an Selbstwertgefühl versagt hatte.

Nach der anaplastischen Operation zeigten sich bei den meisten emotionale Störungen verschiedenen Grades. Obwohl die Mehrzahl der Patienten eine Verbesserung ihres Wohlbefindens bestätigte, konnte der Psychiater keine wesentliche Erleichterung der persönlichen Situation erkennen.

Eingriffe an Häftlingen

Die Idee, Gefängnisinsassen durch plastische Operationen wieder in gesetzestreue Bürger zu verwandeln, ist offenbar ein Klischee, das sozusagen von der Umkehrung lebt. Da eine erhebliche Störung der äußeren Erscheinung oft zum Ausschluß aus der Gesellschaft und damit zu einer antisozialen Haltung führt, liegt die Vermutung nahe, die Beseitigung der Ursache — die sicher nur eine von vielen ist — könne diesen Ablauf rückgängig machen. Das Klischee ist uralt, und es birgt, wie jedes Klischee, nicht nur Vorurteile und Vereinfachungen, sondern auch Wahrheiten. Am besten sagt Shakespeare, was gemeint ist, in seinem Drama Richard III. (1. Aufzug):

> Ich, um dieses schöne Ebenmaß verkürzt,
> Von der Natur um Bildung falsch betrogen,
> Entstellt, verwahrlost, vor der Zeit gesandt
> In diese Welt des Atmens, halb kaum fertig
> Gemacht, und zwar so lahm und ungeziemend,
> Daß Hunde bellen, hink ich wo vorbei;
> Ich nun, in dieser schlaffen Friedenszeit,
> Weiß keine Lust, die Zeit mir zu vertreiben,
> Als meinen Schatten in der Sonne spähn
> Und meine eigene Mißgestalt erörtern;
> Und darum, weil ich nicht als ein Verliebter
> Kann kürzen diese fein beredten Tage,
> Bin ich gewillt, ein Bösewicht zu werden.

„Eine so frivole Motivierung müßte jede Spur von Anteilnahme beim Zuschauer ersticken", schreibt Sigmund Freud über dieses Zitat, „wenn sich nichts Ernsteres hinter ihr verbärge ... Ich meine darum, der Monolog sagt nicht alles; er deutet bloß an und überläßt es uns, das Angedeutete auszuführen ... Es heißt dann: Die Natur hat ein schweres Unrecht an mir begangen, indem sie mir die Wohlgestalt versagt hat, welche die Liebe der Menschen gewinnt. Das Leben ist mit eine Entschädigung schuldig, die ich mir holen werde ... Ich selbst darf Unrecht tun, denn an mir ist Unrecht geschehen."

Eines hat Gloster aber vielen unserer Gefängnisinsassen voraus. Da er mit dem Verstand Shakespeares denkt, weiß er, daß er ein Bösewicht wird und warum. Wenn das typisch für viele wäre, gäbe es wahrscheinlich keine Rehabilitationsprobleme.

„In einem Fall nach dem anderen wurde das Skalpell in meiner Hand zu einem magischen Zauberstab, der nicht nur das Äußere des Patienten veränderte, sondern sein ganzes Leben. Der Scheue wurde kühn und tapfer, der Dumme aufgeweckt. Und das Erstaunlichste: Aus dem hartgesottenen Verbrecher, der sich nicht bessern wollte, wurde über Nacht ein vorbildlicher Strafgefangener, der nach Erlassung seiner Strafe in die Gesellschaft zurückkehrte und eine verantwortliche Rolle übernahm." (Maxwell Maltz in seinem Buch Psychocybernetics, das, wie aus Gerichtsberichten hervorgeht, die ständige Lektüre und Bibel des Mörders von Martin Luther King im Gefängnis war.)

Die in diesem Zitat ausgedrückte Selbsttäuschung ist von einer solchen Brutalität, daß man unwillkürlich daran erinnert wird, wie lange die Hoffnung herrschte, das Verbrechen durch die Operation einer öffentlichen und blutigen Enthauptung beseitigen zu können.

Associated Press berichtet: „Das britische Innenministerium bestätigte, daß in den Gefängnissen seit einiger Zeit Schönheitsoperationen an Häftlingen vorgenommen werden. Unter bestimmten Voraussetzungen bekommen Häftlinge, um ihnen den Start in ein neues Leben nach Verbüßen der Strafe zu erleichtern, *ein neues Gesicht*." (Nicht im Original gesperrt.) Jungbrunnenromantik und der begreifliche Wunsch, mit quälenden gesellschaftlichen Problemen auf eine simple Weise fertig zu werden, verweben sich hier zu Tatsachenbehauptungen und tragen das ihre dazu bei, die allgemeine Fehleinschätzung der Möglichkeiten von plastisch-chirurgischen Eingriffen zu unterstützen. Wie wir wissen, geschieht dies gelegentlich mit verheerenden Auswirkungen auf den emotional gestörten Kandidaten.

H. Ettl, Wien, schreibt: „Die durch eine entstellende Veränderung hervorgerufene krankhafte Einstellung der Umwelt gegenüber kann so weit gehen, daß die durch sie hervorgerufenen inneren Spannungen zu krimineller Entgleisung führten ... (Nach Untersuchung von W. Meyer und F. Mras) sind alle irgendwie entstellenden körperlichen Fehler und Krankheitsfolgen ... geeignet, eine latente Psychopathie manifest werden zu lassen, vielleicht sogar gelegentlich erst zu erzeugen. Auf keinem anderen Gebiet der Kriminalität ist die Möglichkeit *präventiven* (nicht im Original gesperrt) Handelns so aussichtsreich wie gerade hier."

Diese Meinung, die sich vor allem auf die vorbeugenden Maßnahmen bezieht, macht den Versuch, Wünsche und Möglichkeiten wieder in eine reale Beziehung zueinander zu setzen.

Erstaunlicherweise sind die Ergebnisse der Untersuchungen zu diesem Thema nicht ohne Widersprüche.

Sicher bringt eine Störung der äußeren Erscheinung Anpassungsschwierigkeiten vielerlei Art mit sich. Wahrscheinlich können sie, zusammen mit weiteren auslösenden Ursachen, zur kriminellen Aktivität führen. Die Vermutung, daß sich diese Entwicklung durch anaplastische Maßnahmen *rückgängig* machen läßt, ist nur sehr schwer zu belegen. Ihre allzu unkritische Hinnahme könnte die Intensität einer Bemühung auf anderen Gebieten der kriminellen Rehabilitation mindern.

Arnold G. Schuring berichtet über 185 anaplastische Operationen zwischen den Jahren 1959 und 1964 im Federal Reformatory Chillicothe, Ohio. Es handelte sich um 139 Nasenkorrekturen und 46 Ohrenkorrekturen. Die Reihe der Behandelten wurde mit einer ähnlichen Kontrollgruppe verglichen und auf Rückfälligkeit geprüft. Das mittlere Alter beider Untersuchungsreihen betrug 22 Jahre. Die längsten Beobachtungen liefen über 8 Jahre, $2/3$ beider Gruppen wurden mindestens 5 Jahre lang kontrolliert. Beide Gruppen waren sich im Hinblick auf die Art des Vergehens und die Verurteilung ähnlich. Ein Teil beider Untersuchungsreihen entzog sich nach der Entlassung der Beobachtung.

Von der behandelten Gruppe wurden innerhalb der Beobachtungszeit 48,3% rückfällig.

Von der Kontrollgruppe wurden innerhalb der Beobachtungszeit 48,9% rückfällig.

Bei dem angebotenen Zahlenmaterial ist es müßig, Spekulationen anzustellen über den „Vorteil" von 0,6%.

Läßt man die Wiedereinlieferung ins Gefängnis als Kriterium der Rückfälligkeit gelten — was nicht unbedingt so sein muß —, dann ergibt sich bei dieser speziellen Untersuchung, daß der anaplastische Eingriff keine positive Wirkung gehabt hat.

Es ist denkbar, daß sich beide Gruppen tatsächlich im Hinblick auf eine psychiatrische Beurteilung voneinander unterschieden haben. Eine Auswahl auch unter diesem Gesichtspunkt geht aber aus dem Bericht nicht hervor.

Viele der operierten Gefangenen hatten keine großen, sondern nur geringfügige Defekte, die allerdings in der gedrängten Welt einer Strafanstalt besondere Bedeutung erlangen (Hänseleien, Gefängnishierarchie). Der Defekt mußte also nicht immer notwendig mit der vorherigen kriminellen Aktivität zusammenhängen. Folglich braucht auch eine Korrektur aus diesem Grund nicht darauf einzuwirken. Aber selbst in den Fällen, bei denen man einen Defekt der äußeren Erscheinung als *ein* auslösendes Moment unterstellen kann, ist die persönliche Problematik des Einzelnen sicher durch jahrelange Konflikte verschiedener Art erweitert und überlagert worden.

Ein Punkt ist bemerkenswert: In einigen Fällen änderte sich das Verhalten der Gefangenen gegenüber den Aufsichtspersonen (und wohl auch umgekehrt). Dies kann gerade bei jugendlichen Kriminellen sicher eine Rehabilitation unterstützen.

Arnold Schuring fügt seiner Untersuchung den bezeichnenden Satz an: „Leider war für die meisten der plastisch-chirurgische Eingriff nur eine technische Prozedur. Sie hat nicht mehr bewirkt, als häßliche Kriminelle in gutaussehende Kriminelle zu verwandeln."

Trotz dieses sehr wenig überzeugenden Ergebnisses bleibt natürlich eine Frage bestehen. Es könnte sein, daß die Gruppe der in ihrer „personal appearance" Gestörten in Wahrheit eine höhere Rückfallquote gehabt hätte als die Kontrollpersonen und daß sie durch den operativen Eingriff sozusagen die gleiche Chance zur Rehabilitation erhielt. Wenn das so wäre, könnte man auch dieses Ergebnis als Erfolg buchen.

Richard L. Kurtzberg berichtet über eine entsprechende Untersuchung an erwachsenen Gewohnheitskriminellen. Durch anaplastische Eingriffe wurden vor allem Entstellungen korrigiert, die den Charakter eines Stigmas hatten oder in einem direkten Zusammenhang mit dem kriminellen Milieu des Betroffenen standen. Darunter fielen die Spuren von Heroininjektionen, Tätowierungen, besonders abstoßende Entstellungen wie Brand- oder Messernarben und häßliche und traumatisch entstellte Nasen. Narben und vor allem Tätowierungen erfüllen sehr oft die Funktion eines äußeren Anzeichens von Zugehörigkeit. Sie werden zum Zeichen einer Bruderschaft, auf deren Mitgliedschaft man stolz ist und die den Betroffenen von der Qual erlöst, nirgends dazuzugehören.

Im Besitze der Kriminalpolizei Frankfurt a. M. ist die gegerbte Kopfhaut eines hingerichteten Verbrechers. Im Nacken, knapp unterhalb des Haaransatzes, sind die Worte „Dies Haupt dem Henker" eintätowiert. Diese und ähnliche Tätowierungen erlangen den Charakter eines Gelübdes.

Spuren von Heroininjektionen sind allgemein erkennbar. Sie verstärken das Gefühl des Süchtigen, daß er in einer unentrinnbaren Lage ist.

Die Grundidee des Kurtzbergschen Unternehmens war es, das zur Rehabilitierung notwendige Selbstwertgefühl aufzubessern. Die Kandidaten stammten aus einem New Yorker Gefängnis. Sie hatten sich freiwillig gemeldet.

Operiert wurde nur, wenn
1. der Defekt auf chirurgische Weise zu beheben war und
2. keine psychiatrischen Kontraindikationen vorlagen.

Alle Kandidaten wurden einer eingehenden chirurgischen und psychiatrischen Behandlung unterworfen. Es handelte sich durchweg um Rückfalltäter mit kleineren Delikten, die im Durchschnitt etwas mehr als zum 6. Mal verhaftet worden waren.

Die Behandlung erfolgte erst nach der Entlassung, also zu einer Zeit, als der Kandidat bereits wieder in seine eigene Umgebung zurückgekehrt war. Eine Reihe der Untersuchten entzog sich dabei dem chirurgischen Eingriff trotz anfänglicher Zustimmung. Unter denjenigen, die für eine Nasenkorrektur vorgesehen waren, zogen die wenigsten ihre Einwilligung zurück.

Das Ergebnis dieser Untersuchung stimmte im wesentlichen mit dem der vorher beschriebenen überein.

1. Der Insasse mit dem Wunsch nach einer Nasenkorrektur hatte in der Regel eine besonders niedrige Selbsteinschätzung. Er war oft ein Opfer von Depressionen, hatte eine starke irrationale Motivation für die Korrektur und war mehr von diesem Gedanken besessen als jeder andere Vergleichbare.

2. Insassen mit dem Wunsch nach Narbenkorrekturen waren in der Regel schon mehrfach wegen Körperverletzung straffällig geworden. Sie ließen bizarre Denkvorgänge erkennen oder paranoide Tendenzen. Die Selbsteinschätzung war relativ hoch.

3. Insassen, die eine Beseitigung von Tätowierungen wünschten, waren impulsiv, wenig motiviert und geneigt, mit anderen Leuten in Kontakt zu treten. Das Interesse am eigenen Körper könnte auch den Wunsch nach Körperzier erklären.

4. Der Insasse mit dem Wunsch nach Beseitigung von Injektionsspuren war ein Rauschgiftsüchtiger, der hoffte, sich von der Sucht befreien zu können. Er war in der Regel impulsiv, wenig motiviert und hatte eine geringe Selbsteinschätzung.

„Die Beseitigung von charakterlichen Defekten durch eine Veränderung der Gesichtskontur ist übertrieben optimistisch dargestellt worden. Man wollte auf diese Weise sogar Kriminelle bessern. Keiner, der erlebt hat, wie tapfer verstümmelte Soldaten mit ihren Entstellungen fertig werden, kann glauben, daß eine Gesichtsentstellung oder eine häßliche Nase an sich schon jemanden zum Verbrecher macht. Häftlinge ziehen aus anaplastischen Eingriffen den gleichen Gewinn wie jede andere Gruppe. Wenn man aber solche Operationen bei Kriminellen zur Regel machen würde, hätte wahrscheinlich niemand etwas davon" (James Barrett Brown und Frank MacDowell).

Dieser Meinung widerspricht ein Bericht über die Anwendung plastisch-chirurgischer Maßnahmen in den Gefängnissen von Texas. Er kommt zu ganz anderen Ergebnissen als die beiden schon erwähnten Untersuchungen. Demnach sind in Texas innerhalb einer Beobachtungszeit von 5 Jahren von den chirurgisch behandelten Insassen nur

17% rückfällig geworden.

Von den anderen Insassen ohne chirurgische Behandlung sind

31,6% rückfällig geworden.

Eine eingehende Schilderung der Untersuchung, der Gruppen und eine Diskussion möglicher anderer Ursachen enthält der Bericht nicht. Dafür wird eine Erklärung des Direktors der Gefängnisadministration O. B. Ellis zitiert: ,,Es gibt gar keinen Zweifel, daß körperliche Defekte, besonders im Gesicht, Minderwertigkeitskomplexe erzeugen, die es erschweren, Arbeit zu finden, und schließlich zu einem kriminellen Verhalten beitragen können. Die Korrektur dieser Defekte verbessert ganz bestimmt die Möglichkeit des Betreffenden, sich wieder der Gesellschaft anzupassen." Der Autor schränkt dies allerdings ein: ,,Es wäre egoistisch und naiv, wenn ein Chirurg annähme, daß die Rückkehr eines Strafgefangenen in die Gesellschaft eine direkte Folge einer perfekten Operation sei. Aber wir sind sicher, daß solche Eingriffe einen günstigen Einfluß auf seine Moral und Selbsteinschätzung haben."

Wenn man fragt, wieso diese Untersuchungen zahlenmäßig zu einem so außerordentlich günstigen Ergebnis kommen, dann gestatten einige Zitate aus der gleichen Arbeit hilfreiche Überlegungen.

,,Die meisten Insassen, die derartige chirurgische Eingriffe brauchen, wissen, daß solche Maßnahmen innerhalb von Gefängnissen ganz ungewöhnlich sind. Sie verhalten sich diesen Bemühungen gegenüber sehr dankbar und sind deshalb excellente Patienten."

Man kann sich denken, daß einem Gefängnisinsassen beinahe jede Unterbrechung des täglichen Einerleis willkommen ist. Aus anderen Untersuchungen ergibt sich nämlich, daß viele Insassen ihre Einwilligung wieder zurückziehen, sobald sie in Freiheit noch einmal vor die Alternative gestellt werden.

Weiter heißt es: ,,Die auszubildenden Ärzte ... haben die Möglichkeit der lokalen Gefängnisse zu Ausbildungszwecken benützt" und: ,,Die Ärzte ... wissen, daß es für ihre Ausbildung sehr wesentlich ist, wenn sie im Gefängnis die Gelegenheit erhalten, eine große Zahl von Operationen auszuführen, *die ihrer Natur nach in den Kliniken der Stadt oder des Staates nicht durchgeführt werden könnten.*"

Welcher Natur mögen wohl chirurgische Eingriffe sein, die nur in Gefängnissen ausgeführt werden können? Eine Beurteilung dieser Studie aus Texas ist wegen ihrer Oberflächlichkeit nicht möglich. Zuverlässige Ergebnisse aus Untersuchungen sind wohl nur zu erwarten, wenn sie in Anlage und Durchführung von Soziologen, Kriminologen, Psychiatern und plastischen Chirurgen gemeinsam betrieben werden.

Operationssüchtige

Ein besonders aufschlußreiches und für den Arzt problematisches Phänomen ist der ,,unersättliche" Patient. Die Operationssucht (polysurgical addiction) ist eine dem Psychiater vertraute, vom Chirurgen oft übersehene Erscheinung, die auffallend häufig im anaplastischen Bereich der Chirurgie zu beobachten ist. Der Patient hat den Wunsch, Operationen zu erleiden, weil seelische Konflikte auf die körperliche Ebene verschoben werden. Es gibt Beispiele, in denen es „Patienten" auf mehrere Dutzend Operationen bringen, die natürlich alle ihren Zustand nicht verbessern, weil sie von Anfang an nicht indiziert waren.

In einigen Fällen kommt es nach einer Reihe von Operationen zu dem, was man in der Soziologie eine „sich selbst erfüllende Prophezeiung" nennen würde. Nach einer gewissen Anzahl von Operationen — etwa an der Nase — stellt sich als Folge der operativen Eingriffe die Indikation dann nachträglich ein. Es ist inzwischen zu Narbenbildungen und Verwachsungen gekommen, die nun wirklich einen Defekt darstellen. Aber gerade dann, wenn vorangegangene Operationen die Rechtfertigung für den Wunsch nach weiteren darstellen, ist die operative Situation meist so, daß wirklich nur noch operative Verschlechterungen erzielt werden können.

Der Typ dieses Patienten kann folgendermaßen beschrieben werden:
1. Meistens männlich, unverheiratet, zwischen 20 und 30 Jahren.
2. Geringe Selbsteinschätzung.
3. Unterdurchschnittliche sexuelle Aktivität.
4. Übertriebene Ambitionen, die nur schwer zu erfüllen sind.
5. Unfähigkeit, längere und bedeutungsvolle menschliche Beziehungen anzuknüpfen.
6. Besessenheit in Fragen der äußeren Erscheinung. Sie geht so weit, daß sie die Energie für konstruktive Aktivität weitgehend aufbraucht.
7. Passives, unterwürfiges Verhalten gegenüber dem Chirurgen.
8. Aggressives Verhalten bis zur Androhung juristischer Konsequenzen für den Fall, daß den Wünschen nicht entsprochen wird.
9. Übertriebene Furcht, der Chirurg verstünde nicht genau, welche Änderungen erzielt werden sollen.
10. Unbestimmt im Hinblick auf die durch die anaplastischen Eingriffe zu erzielenden Ergebnisse.
11. Nach dem postoperativen Enthusiasmus folgt Enttäuschung.

Ganz allgemein wird ein Gefühl gesellschaftlicher Wertlosigkeit ausgedrückt, eine Neigung zu Depressionen und eine gewisse Großmannssucht als Verteidigung gegen Gefühle der Minderwertigkeit. Für großartige Zukunftspläne ergeben sich bei der näheren Unterhaltung keinerlei reale Voraussetzungen. Um dem Chirurgen klarzumachen, was er will, schreibt der Operationssüchtige zahlreiche Briefe, telefoniert oft und führt zahlreiche Vorbesprechungen. Gelegentlich nehmen diese Anstrengungen den Charakter von Großzügigkeit an, so, als wolle er dem Chirurgen damit einen Gefallen tun. Im Gespräch fällt die Affektlosigkeit und mangelnde Betonung in der Sprache auf. Der Patient „ist nicht ganz da" und macht den Eindruck einer schizoiden Persönlichkeit. Oft zeigen sich paranoide Züge. Die Patienten präsentieren meist nur minimale

Mängel. Trotz großer Einfühlung und vernünftiger Argumentation kann der Arzt den Defekt nicht in die gleiche Größenordnung wie der Patient bringen.

Soll nun der plastische Chirurg diesen Patiententyp behandeln oder nicht?

In der Literatur wird immer wieder auf die Risiken hingewiesen, die eine Behandlung von psychotischen oder präpsychotischen Patienten bedeutet. Die Wahrscheinlichkeit liegt aber nahe, daß auch solche Patienten ihre Situation durch eine psychiatrisch-chirurgische Behandlung verbessern können.

Der operationssüchtige Patient verfolgt seine Absicht sehr beharrlich und ist nicht leicht davon abzubringen. Wenn man ihn wegschickt, geht er zum nächsten Arzt. Einwände des Chirurgen akzeptiert er nicht. Ein Ablehnung der Operation will er einfach nicht wahrhaben. Wenn der Chirurg den Patienten als operationssüchtig identifiziert, kann er auf die Notwendigkeit einer psychiatrischen Behandlung hinweisen, um sich über die Motive klarzuwerden. Möglicherweise geht dieser Patient dann fort, um nicht mehr wiederzukehren. Wenn er sich tatsächlich auf eine psychiatrische Untersuchung einläßt, dann nur, um zu seiner Operation zu kommen. Am zweckmäßigsten ist aber sicher eine Zusammenarbeit mit dem Psychiater von Anfang an.

Eindeutiger ist die Frage beim operationssüchtigen Patienten mit offenen paranoiden Tendenzen. Sehr wahrscheinlich verschlechtert jeder Eingriff seinen Zustand. Aus diesem Grund scheidet er für anaplastische Eingriffe praktisch aus.

Fazit

All diese Typen von Untersuchungen über die der Plastischen Chirurgie innewohnenden psychiatrischen Gesichtspunkte deuten darauf hin, daß Patienten mit einem gesunden emotionellen Verhalten und unverletzten Körpervorstellungen aus anaplastischen Eingriffen Gewinn ziehen können, während bei Patienten mit unsicheren oder falschen Körpervorstellungen die emotionalen Probleme andauern. Das braucht noch keine Indikation gegen eine operative und feststellbare Verbesserung der äußeren Erscheinung zu sein. Man sollte sich aber in diesen Fällen keine übertriebenen Hoffnungen auf eine Verbesserung der Gemütssituation machen.

Patienten, die unter minimalen Entstellungen leiden, verbergen dahinter oft ernste Konflikte. Hier kann allein von der physischen Korrektur nicht erwartet werden, daß sich die Konflikte lösen.

Psychotische Patienten, deren Entstellung nur eingebildet ist und die trotzdem eine chirurgische Behandlung erlangen, zeigen eine Neigung, sich entweder gegen sich selbst zu wenden (Suicid) oder gegen den Chirurgen. Um den Patienten richtig einzuordnen, läßt sich eine psychiatrische Beratung vor der Operation leichter herstellen als nachher, wenn der Patient enttäuscht ist und die postoperativen Probleme bereits begonnen haben.

Plastische Chirurgie:
Konsumware oder ärztliche Leistung

James B. Johnson hat 1962 die Forderungen umrissen, denen der plastische Chirurg nach gegenwärtiger Auffassung genügen muß.
1. Eine gründliche chirurgische Ausbildung.
2. Eine genaue Kenntnis der ästhetischen Proportionen.
3. Die Fähigkeit, die psychologischen Motive des Patienten zu erkennen.

Fügen wir hinzu, daß der plastische Chirurg in einer Gesellschaft der Reklame, der „Einsamen in der Masse", der artifiziellen Leitbilder sein kritisches Urteil gegenüber der Wahrnehmung gesellschaftlicher Konflikte schärfen muß.

„Der Arzt, der dem in seiner sozialen Anpassung scheiternden Kranken — zeige sich das in Psychose, Neurose oder psychosomatisch bedingten Organleiden — mit psychotherapeutischen Techniken kommt, nur um ihn blindlings zu konformieren, um seine Arbeits- und Liebesfähigkeit so wiederherzustellen, wie es Arbeitgeber und Marktangebote fordern, verfehlt die Chance, vom Verständnis der Krankheit her zu jenen gesellschaftlichen Verhältnissen vorzustoßen, unter denen Anpassung Krankheit herbeiführt. Das Abwägen der individuellen und der sozialen Pathologie hat stets zu den höheren diagnostischen Leistungen des Arztes gehört." Und: „Hier gilt es auch, die Tradition des ärztlichen Berufes als eines freien Berufes in neuen Verhältnissen zu verteidigen. Denn der Arzt braucht die Freiheit, im Namen des in seiner Freiheit beschnittenen Kranken, der Gesellschaft unangenehme Wahrheiten sagen zu dürfen" (Alexander Mitscherlich).

In die Beziehung zwischen dem plastischen Chirurgen und seinem Patienten geht es um mehr als die Behandlung eines pathologischen Zustandes. Was physische Mängel und Störungen der äußeren Erscheinung bedeuten, ist immer noch dem Vorurteil vieler überlassen. Die Inhalte haben eine gewisse Wandlung erfahren, aber dennoch wird das „normale Aussehen" in Schablonen gedrängt. Immer noch bestimmen Mode, Zeitgeschmack oder Reklame, wie einer aussehen muß, der im Konkurrenzkampf erfolgreich bleiben will. In dieser zunehmenden Wichtigkeit der persönlichen Erscheinung steckt auch ein abscheuliches Moment der Verdinglichung, weil „das Ganze oft nicht nur seinen legitimen, nämlich erotischen Zweck erfüllt, sondern in die Sphäre der Reklame, des Image gehört. Und da wird nichts mehr, was überhaupt mit einem Menschen geschieht, um seiner selbst willen gemacht. Alles ist nur ein ‚für anderes', und die Menschen werden dabei traktiert, wie wenn sie ihre eigenen Photographien wären. Darin steckt etwas zutiefst

Unmoralisches. Allerdings, um das zu ändern, müßte man in Gesteinstiefen der gegenwärtigen Gesellschaft hineingreifen. Mit Verboten ist nichts zu erreichen. So, wie die Welt hic et nunc ist, wäre ein solcher Versuch eher unmenschlich. Wenn man Verbote setzen wollte und Menschen, die das Verlangen nach solchen Eingriffen haben und die ihrer ja auch bedürfen, diesen Wunsch abschlagen würde, dann würde man doch nur die Opfer bestrafen und nicht die Schuldigen. Es ist doch wohl so: Je unbedingter die Herrschaft des Tauschprinzips in einer Gesellschaft ist und je weniger es den Gleitschutz älterer vorbürgerlicher Institutionen und Verhaltensweisen gibt, desto stärker wird alles vom Charakter der Ware ergriffen und angefressen. Schließlich wird auch die Schönheit der äußeren Erscheinung zu nichts anderem als der Funktion: You sell better, if you are a good looking person" (Theodor Adorno).

Diese Gedanken zeigen, daß der plastische Chirurg in die Gefahr geraten kann, zum Handlanger der Unfreiheit zu werden, auch wenn er auszog, dem Einzelnen bei der freien Entfaltung seiner Persönlichkeit zu helfen. Dann nämlich, wenn man dem Zwang allzu unkritisch nachgibt, daß der Einzelne so auszusehen hätte, wie es eine Mehrheit will. Daß man dieser Tendenz nicht an der Person des Patienten Widerstand leisten kann, macht die Aufgabe so schwierig. Der plastische Chirurg kann die gesellschaftliche Entwicklung kaum durchschauen, geschweige denn beeinflussen. Aber er kann aus der Isolation seines Berufsstandes ausbrechen, um sich auch den Fächern zu öffnen, die ihm dabei helfen, nicht zum gedankenlosen Apologeten eines fragwürdigen Konsumverhaltens zu werden. Dies auszusprechen, ist kein modischer Pessimismus. Es ist auch keine Aufforderung, im operativen Fortschritt der Plastischen Chirurgie innezuhalten. Ganz im Gegenteil: Die Plastische Chirurgie muß sich weiter innerhalb der operativen Möglichkeiten und über diese hinaus entwickeln, wenn sie ihren Aufgaben gewachsen sein will. Im übrigen schrieb Tagliacozzi 1597 im 2. Buch seiner „De Curtorum Chirurgia" (13. Kapitel, S. 48) einen Satz, den Eduard Zeis im Jahre 1838 an den Schluß seiner Schrift „Handbuch der plastischen Chirurgie" stellte. Der Satz sei hiermit in aller Bescheidenheit zur späteren Verwendung weitergegeben:

„Sed, ut neque in universa medicina, imo in omni actionum genere, cuncta firma sunt, et aeterna, ita neque hic, quod iam diximus, perpetuum est." (Aber wie in der ganzen Medizin und bei allem, was man tut, nichts unveränderlich und ewig ist, so ist auch das, wovon wir geredet haben, nicht auf immer festgelegt.)

Literatur

Adorno, T.: Persönliche Mitteilung.
Aufricht, G.: Plast. reconstr. Surg. **20**, 397 (1957).
Bankoff, G.: The story of plastic surgery. London: Faber and Faber Limited 1952.
Barnikel, W.: Dtsch. med. Wschr. **1965**, 671.
Belli, M. M.: Indianapolis-New York: The Bobbs-Merrill Company, Inc. 3, 1956; — Modern trials. Indianapolis-New York: The Bobbs-Merrill Company, Inc. 3, 1956.
Bötticher, G.: Jugend. Münch. illustr. Wschr. 1906; — Aus dem lyrischen Tagebuch des Leutnant von Versewitz.
Bürkle de la Camp, H.: Kriegschirurgie der unteren Gliedmaßen. Der Kriegschirurg Berlin-Leipzig 1944; — Plastiken und Transplantationen. Lehrbuch der Chirurgie, 3. Aufl. Stuttgart: Georg Thieme 1962.
Burckhardt, J.: Die Kultur der Renaissance in Italien. Berlin: Safari 1941.
Cholnoky, T. de: Plast. reconstr. Surg. **45**, 573 (1970).
Conley, J.: Face-lift operation. Springfield, Ill.: Charles C. Thomas Publisher 1968.
Converse, J.: Reconstructive plastic surgery, Vol. 47, 2; — 3. Philadelphia and London: W. B. Saunders Company 1967.
Cordes: Chirurg **36**, 5 (1965).
Corvin, O. v.: Pfaffenspiegel. Schwerte/Ruhr: Hubert Freistähler 1845.
Dörner, K.: Vortrag bei der 1. Tagung der Vereinigung Deutscher-Plastischer Chirurgen 1970, München.
Dieffenbach, J. F.: Chirurgische Erfahrungen besonders über die Wiederherstellung zerstörter Teile des menschlichen Körpers nach neuen Methoden. Berlin 1890.
Edgerton, M. T., Hoopes, J. E., Shelly, W.: Plast. reconstr. Surg. **39**, 263 (1967).
— Jakobson, W. E., Meyer, E.: Brit. J. plast. Surg. **13**, 136 (1960).
— — — Canter, A., Slaughter, R.: Plast. reconstr. Surg. **26**, 356 (1960).
— Knorr, N. J., Hoopes, J. E.: Plast. reconstr. Surg. **40**, 285 (1967).
— — — Plast. reconstr. Surg. 41, 248 (1968).
— Meyer, E., Jakobson, W. C.: Plast. reconstr. Surg. **27**, 279 (1961).
— Webb, W. L., Slaughter, R., Meyer, E.: Plast. reconstr. Surg. **33**, 503 (1964).
Ettl, H.: J. med. Kosmet. **1954**, 3.
— Cerake-Höfermayer, S.: Wien. Z. Nervenheilk. **7**, 207 (1953).
Fenster, E.: Persönliche Mitteilung.
Fleckenstein, H.: Ärztliche Kosmetik, Kongreß-Band 3. Heidelberg: Dr. Alfred Hüthig 1957.
Frazer, J. G.: The Golden Bough, a study in magic an religion. London: MacMillan and Co., Ltd. 1900.
Freud, S.: Einige Charaktertypen aus der psychoanalytischen Arbeit (1916) aus dem Band „Bildende Kunst und Literatur". Frankfurt/M.: S. Fischer 1969.
Gelbke, H.: Wiederherstellende und Plastische Chirurgie. Stuttgart: Thieme 1963—1964.
Gillies, H., Millard, R., jr.: The principles and art of plastic surgery. Boston-Little: Brown and Company 1957.
Goffman, E.: Stigma. Über Techniken der Bewältigung beschädigter Identität. Frankfurt/M.: Suhrkamp 1967.
Goldwyn, R. M.: Plast. reconstr. Surg. **42**, 19 (1968).
Gonzalez-Ulloa, M.: Persönliche Mitteilung.
— Transact. Internat. Soc. Plast. Surg., 2. Congr.London Edinburgh and London: Livingstone Ltd. 1960.

Graefe, C. F., v.: Rhinoplastik oder die Kunst, den Verlust der Nase organisch zu ersetzen. Berlin 1818.
— Neue Beiträge zur Kunst, Teile des Angesichts organisch zu ersetzen. J. Chir. Augenheilk. 1821, 2.
Günther, H.: Chir. plast. reconstr. **3**, 77 (1967).
Gurlt, E.: Geschichte der Chirurgie. Berlin: August Hirschwald 1898.
Hacker, Fr.: Persönliche Mitteilung.
Harrington, A.: The immortalist. Chicago: HMH Publishing Co. Inc. 1969.
Heynold v. Graefe, B.: Albrecht v. Graefe — Ein Leben für das Licht. München: Thiemig 1969.
Hildebrand, O.: Die Entwicklung der Plastischen Chirurgie. Berlin: August Hirschwald 1909.
Hollander, M. M.: Brit. J. plast. Surg. **14**, 258 (1961).
Horkheimer, M.: Persönliche Mitteilung.
Horton, C. E., Crawford, H. H., Adamson, J. E.: Plast. reconstr. Surg. **27**, 268 (1961).
Huxley, A.: Die Teufel von Loudun. München: R. Piper u. Co. 1955.
Johnson, J. B.: Plast. reconstr. Surg. **29**, 76 (1962).
Joseph, J.: Nasenplastik und sonstige Gesichtsplastik. Leipzig: Curt Kabitzsch 1931.
Kahleyss, M.: Persönliche Mitteilung.
Kortner, F.: Aller Tage Abend. München: Kindler 1959.
Kreuz, L.: Ärztliche Kosmetik, Kongreßband. Heidelberg: Dr. Alfred Hüthig-Verlag 1956.
Kurtzberg, R. L., Lewin, M. L., Cavior, N., Lipton, D. S.: Plast. reconstr. Surg. **39**, 387 (1967).
Laing, R. D.: Knots. London: Pantheon 1970.
Lexer, E.: Die gesamte Wiederherstellungschirurgie. Leipzig: J. A. Barth 1931.
MacGregor, F. C., Abel, T. M., Bryt, A., Lauer, E., Weissmann, S.: Facial deformities and plastic surgery: A psychosocial study. Springfield/Ill.: Ch. C. Thomas 1953.
— Schaffner, B.: Psychosom. Med. **12**, 277 (1950).
Maltz, M.: Psycho-Cybernetics, Englewood, N. J.: Prentice Hall, Inc., 1960.
Maurer, G., Hartl, H.: Die Geschichte der Chirurgie in Bayern. München-Berlin: Urban & Schwarzenberg 1960.
May, H.: Reconstructive and reparative surgery. Philadelphia: F. A. Davis Co. 1958.
McDowell, F.: Plast. reconstr. Surg. **42**, 76 (1968).
Mitscherlich, A.: Krankheit als Konflikt. Studien zur psychosomatischen Medizin. Frankfurt/M.: Shurkamp 1969.
Mitscherlich, M.: Persönliche Mitteilung.
Nissen, R.: Zeitloses und Zeitgebundenes in der Chirurgie. Stuttgart: Georg Thieme 1953.
Papst Pius XII.: Grundfragen der ärztlichen Ethik. Köln: Wort und Werk GmbH. 1952.
Potteron, R.: I cut out her heart and stomped on it. Chicago: HMH Publishing Co. Inc. 1969.
Reich, J.; Vortrag bei der 1. Tagung der Vereinigung Deutscher Plastischer Chirurgen 1970. München.
Schmidt-Tintemann, U.: Münch. med. Wschr. **37**, 112, Sept. 1970, 1635—1642 (1970).
Schuring, A. G., Dodge, E. R.: Plast. reconstr. Surg. **40**, 268 (1967).
Shakespeare, W.: König Richard III. Übersetzung August Wilhelm v. Schlegel. Hamburg: Hoffmann und Campe.
Soldan-Heppe: Geschichte der Hexenprozesse. Hanau/M.: Müller und Kiepenheuer 1969.
Spira, M., Chizen, J. H., Gerow, F. J., Baron Hardy, S.: Brit. J. plast. Surg. **19**, 364 (1966).

v. Stackelberg Stephenson, K.: Persönliche Mitteilung. Plast. reconstr. Surg. **38**, 73 (1966).
von Szymanowski, J.: Handbuch der operativen Chirurgie. Braunschweig: Friedrich Vieweg und Sohn 1870.
Taylor, Bruce W., Litin, E. N., Litzow, T. J.: Mayo Clin. Proc. **41**, 577 (1966).
Vidal, G.: John O Hara's old novels. New York: New York Review of Books Bantam Books Inc. 1968.
Walter, F.: System der Chirurgie. Karlsruhe-Freiburg: G. Reimer 1833.
Webster, J. P.: Plast. reconstr. Surg. **41**, 411 (1968).
Wilflingseder, P.: Wien. klin. Wschr. **79**, 557 (1967).
— Chirurg **42**, 49 (1971).
Wille, R.: Dsch. Ärztebl. **43/24**, 10, 2250—2252.
Zeis, E.: Handbuch der plastischen Chirurgie. Berlin: G. Reimer 1838.
— Die Literatur und Geschichte der Plastischen Chirurgie. Leipzig: Wilhelm Engelmann 1863.

If you have any concerns about our products,
you can contact us on
ProductSafety@springernature.com

In case Publisher is established outside the EU,
the EU authorized representative is:
**Springer Nature Customer Service Center GmbH
Europaplatz 3, 69115 Heidelberg, Germany**

Printed by Libri Plureos GmbH
in Hamburg, Germany